Compreender e acolher

Transtorno do Espectro Autista na Infância

Copyright© 2021 by Literare Books International.
Todos os direitos desta edição são reservados
à Literare Books International.

Presidente:
Mauricio Sita

Vice-presidente:
Alessandra Ksenhuck

Projeto gráfico, capa e diagramação:
Gabriel Uchima

Ilustrações:
Washington Rodrigues

Revisão:
Ivani Rezende e Tais Romanelli

Diretora de projetos:
Gleide Santos

Diretora executiva:
Julyana Rosa

Relacionamento com o cliente:
Claudia Pires

Impressão:
Impressul

Dados Internacionais de Catalogação na Publicação (CIP)
(eDOC BRASIL, Belo Horizonte/MG)

K39c	Kerches, Deborah. Compreender e acolher / Deborah Kerches. – São Paulo, SP: Literare Books International, 2021. 21,5 x 28 cm

ISBN 978-65-86939-99-6

1. Literatura de não-ficção. 2. Autismo. 3. Educação de crianças.
I. Título.   CDD 618.92

Elaborado por Maurício Amormino Júnior – CRB6/2422

Literare Books International Ltda.
Rua Antônio Augusto Covello, 472 – Vila Mariana – São Paulo, SP.
CEP 01550-060
Fone: (0**11) 2659-0968
site: www.literarebooks.com.br
e-mail: contato@literarebooks.com.br

Capítulo 1
Aos pais, cuidadores, educadores, profissionais da saúde e afins: uma breve contextualização
7

Capítulo 2
Sobre o Transtorno do Espectro Autista
13

Capítulo 3
Sinais de alerta para o Transtorno do Espectro Autista
19

Capítulo 4
Diagnóstico e Tratamento
35

Agradecimentos

A Deus, por me capacitar para trabalhar com o que amo e pela conclusão de mais um projeto, com o propósito de levar informação às pessoas e ajudar a construir uma sociedade mais inclusiva.

Ao meu pai, que foi um grande homem e médico, meu exemplo e inspiração.

À minha mãe, que sempre foi meu alicerce e meu colo.

À minha família, especialmente às minhas filhas, Gabriella e Manuella, que sempre me apoiam e tornam os meus dias mais leves e coloridos. Amo vocês!

Aos meus queridos pacientes – crianças e adolescentes – e suas famílias, que me possibilitam vivenciar o espectro do autismo na prática e aprender diariamente com cada um! Sinto-me privilegiada por tanto!

Prefácio

O Transtorno do Espectro do Autismo é, sem dúvida, um dos temas mais interessantes do século XXI na sua categoria. Já no século passado, as primeiras teorias e informações sobre o autismo tiveram uma repercussão progressiva. Nos dias atuais, praticamente, quase todas as pessoas, de todo o mundo, já ouviram falar nesse transtorno do neurodesenvolvimento.

Explicar o autismo não é uma tarefa simples. Pela própria natureza do transtorno, a leitura é um desafio para muitos. Ciente disso, a Dra. Deborah Kerches, autora, produziu o livro com uma linguagem acessível e, também, com a desenvoltura de quem domina o assunto. A conhecida neuropediatra aborda a matéria com propriedade, baseada em muitos anos de experiência clínica com crianças e adolescentes dentro do espectro do autismo. Sua obra oferece um esclarecimento prático, lúdico e compreensível a todos. Além disso, celebra o TEA ao fazer uso da linguagem que mais caracteriza a comunicação preferida da pessoa autista, a visual, com a utilização de imagens que facilitam a leitura do material.

A Dra. Deborah compilou dois livros em um, sendo a primeira parte dirigida às crianças e, a segunda, aos adolescentes. O texto e o formato, além de originais, atraem o leitor com as lindas cores de suas ilustrações, o que torna a leitura bastante prazerosa. O resultado é uma obra clara, prática e fácil de ser assimilada. Em ambos os lados desta publicação, a

Compreender e acolher

escritora acerta na missão de informar crianças e adolescentes sobre os mitos do autismo e outros dados mais que nem todos conhecem.

Num mundo cada vez mais neurodiverso (que comporta todos os tipos de mente), é imprescindível que crianças e adolescentes saibam lidar com seus pares autistas, e que adultos estimulem jovens neurotípicos a compreender e respeitar pessoas atípicas, como no caso dos autistas. O livro da Dra. Deborah vem ao encontro dessa necessidade de modo acurado, respeitoso e agradabilíssimo de ler.

Fatima de Kwant,
Jornalista, Conscientizadora Internacional do Autismo.

Capítulo 1

Aos pais, cuidadores, educadores, profissionais da saúde e afins: uma breve contextualização

Capítulo 1

Introdução

Se você não tem um filho, um familiar, um aluno, um paciente, um amigo com Transtorno do Espectro Autista (TEA), muito possivelmente conhece alguém que esteja no espectro. Talvez, na escola do seu filho, no condomínio, nas aulas extracurriculares, tenha um coleguinha que esteja no espectro ou, simplesmente, seu filho já possa ter ouvido falar sobre o espectro autista e não tenha compreendido muito bem o que significa.

O conhecimento a respeito do Transtorno do Espectro Autista é o melhor caminho para uma inclusão verdadeira, para gerar maior empatia, acolhimento e para contribuir com a mudança do cenário do espectro autista no Brasil e no mundo.

Segundo a Organização Mundial de Saúde (OMS), estima-se que 1% a 2% da população mundial encontra-se no espectro autista. No Brasil, seriam aproximadamente mais de 2 milhões de pessoas e famílias que convivem com o autismo.

Um importante estudo divulgado em março de 2020 pelo CDC (Centro de Controle e Prevenção de Doenças do governo dos Estados Unidos) evidenciou uma prevalência de 1 para cada 54 crianças no espectro autista (dados referentes a 2016). Não há estudos estatísticos no Brasil até o momento. O aumento da prevalência reflete certamente: a expansão e melhora dos critérios diagnósticos; reconhecimento do Transtorno do Espectro Autista em crianças previamente diagnosticadas com deficiência intelectual ou outra condição do neurodesenvolvimento; maior conscientização da sociedade a respeito das características do espectro, fazendo com que mais famílias estejam atentas e procurem por especialistas; profissionais mais capacitados e um possível aumento real na prevalência de TEA associado a outros fatores de risco.

Estima-se uma menina para cada quatro meninos no espectro autista, embora atualmente a comunidade científica estude a necessidade de critérios mais específicos para o diagnóstico do espectro autista em meninas, uma vez que o cérebro feminino apresenta maior capacidade para habilidades sociais e empatia, além de menor tendência a comportamentos externalizantes (como, por exemplo, agitação, agressividade), o que pode atrasar o diagnóstico.

Para os pais, receber o diagnóstico de Transtorno do Espectro Autista para seu filho ou filha é inevitavelmente algo de grande impacto emocional. Eles precisarão de apoio, viver "o luto", ser orientados a agirem cedo, se informarem e, acima de tudo, acreditarem no potencial do(a) filho(a)! É esperado que se sintam inseguros, partam para questionamentos, como: meu filho vai falar? Vai conseguir aprender na escola? Vai desenvolver sua autonomia e independência? Vai se profissionalizar? Poderá constituir família?

Os pais ficam ainda preocupados em pensar sobre como essa criança será acolhida pelos coleguinhas, familiares, demais pessoas da convivência e pela sociedade como um todo. Muitos não sabem como falar sobre a condição de seus filhos para os outros e para eles próprios, ficam

Capítulo 1

na dúvida se devem ou não expor o diagnóstico pelo receio de que o filho possa, de alguma forma, ser excluído e mal compreendido.

Por isso, a maior parte desses pais passa a ter, como objetivo de vida, não só cuidar com todo amor de seus filhos e procurar pelo melhor tratamento, mas também lutar contra rótulos, preconceitos e por uma sociedade mais inclusiva. Mas essa luta não pode ser somente dos pais! Todos nós devemos fazer a nossa parte para que o mundo seja mais acessível para as pessoas que estão no espectro autista. Dessa forma, acredito que informações sobre esse amplo espectro que envolve o autismo precisam urgentemente ser colocadas em pauta para todos, incluindo as crianças, dentro das escolas ou outros ambientes de convívio, afinal as crianças são o futuro da nossa sociedade.

Pensando nisso, este livro foi idealizado com o objetivo de fornecer informação de qualidade, com embasamento científico, em um primeiro momento para adultos, para que possam ser capazes de identificar sinais precoces, possibilitando diagnósticos e intervenções também mais precoces; e, além disso, para que possam, ao compreender melhor o TEA, abordar o assunto entre as crianças.

O livro traz, na sequência, uma história com linguagem acessível, numa situação hipotética, em que algumas crianças têm um coleguinha com Transtorno do Espectro Autista e desejam compreendê-lo melhor. A história tem o intuito de ser apresentada a crianças que não estão no espectro e espera colaborar para o entendimento do quanto os irmãos e os colegas – ao fazerem parte da vida de outra criança com TEA – podem transformar a vida dela e, especialmente, o quanto podem ser transformados por essa rica convivência.

Capítulo 2

Sobre o Transtorno do Espectro Autista

Capítulo 2

O Transtorno do Espectro Autista é uma condição do neurodesenvolvimento de início precoce, ou seja, os sintomas nucleares estão presentes desde o início da infância e são caracterizados por prejuízos persistentes na comunicação e interação social e padrões restritos e repetitivos de comportamentos, interesses ou atividades.

Quando falamos em início precoce, vale ressaltar que algumas crianças já apresentarão características logo nos primeiros meses de vida, enquanto outras podem ter um período de desenvolvimento dentro do esperado e, depois disso, apresentar perdas de habilidades anteriormente adquiridas. Há situações ainda, em alguns, em que os sintomas são tão sutis ou mascarados por estratégias sociais aprendidas que só se tornam mais claros com o aumento das demandas sociais.

Embora não façam parte dos critérios diagnósticos do TEA, atrasos e prejuízos motores são observados em 50% a 79% dos casos e podem somar prejuízos ao desenvolvimento se não tratados – isso porque precisamos de boa capacidade motora para explorar e responder aos estímulos recebidos do ambiente.

Há inúmeras possibilidades sintomatológicas e cada pessoa com Transtorno do Espectro Autista apresenta particularidades que merecem cuidados e intervenções individualizadas ao longo da vida. É utilizado o termo "espectro" exatamente para incluir desde pessoas que necessitam de muito apoio e que mesmo assim terão importantes dificuldades relacionadas a diversos aspectos de suas vidas – como serem não verbais, apresentarem comprometimentos na independência e autonomia – até aquelas que são verbais (adquiriram a fala), que conseguem se comunicar mesmo que não verbalmente e se desenvolvem de maneira mais funcional.

O que comprovadamente já se sabe a respeito do Transtorno do Espectro Autista é a forte influência genética (68%-94%), com alta herdabilidade. Com relação aos fatores ambientais, a idade paterna acima de 40 anos e o uso de ácido valpróico (antiepiléptico) na gestação configuram riscos já bem estudados na literatura. Outros fatores ambientais pré e perinatais, como idade materna avançada, infecções neonatais (em particular, rubéola, citomegalovírus, toxoplasmose), anóxia neonatal, prematuridade, baixo peso ao nascimento, retardo de crescimento intrauterino (RCIU), obesidade materna, diabetes gestacional, gestações múltiplas, estão relacionados a risco aumentado de TEA, mas ainda carecem de mais estudos de impacto.

Quando avaliamos uma criança, adolescente ou adulto com suspeita de Transtorno do Espectro Autista, deve estar claro na história clínica que os sintomas já se encontravam presentes no início da infância, mesmo que mais sutis.

Os pais e cuidadores, tão logo observem atrasos no desenvolvimento da criança, em especial, na comunicação e interação social principalmente com seus pares (da mesma idade), devem procurar um especialista para avaliação e iniciar intervenção o mais precocemente possível.

A escola, professores, educadores também têm um papel muito importante na identificação de sinais de alerta para TEA. As crianças ficam grande parte do dia na escola, que configura um importante contexto social para avaliar comportamentos, habilidades e competências, especialmente as sociais, além de favorecer o desenvolvimento nas mais diversas

Capítulo 2

áreas. Em grande parte das crianças com TEA, faz-se necessário um plano de ensino com objetivos a longo prazo, o PEI (Plano de Ensino Individualizado). Para se fazer o PEI, precisam ser avaliados todo o repertório que a criança já apresenta, suas necessidades e talentos. Devem ser realizadas reavaliações constantes para adequar e ajustar os objetivos em prol de alcançar o melhor desenvolvimento.

Níveis de gravidade

Os níveis de gravidade estão diretamente relacionados com o quanto a pessoa com Transtorno do Espectro Autista será funcional e o tanto de apoio que precisará para isso. Avalia aspectos relacionados à comunicação e interação social e comportamentais.

- **Nível 1 ou leve –** são aquelas pessoas com TEA que apresentam bom funcionamento com apoio e intervenções especializadas. Na ausência de apoio, déficits na comunicação e interação social, assim como padrões comportamentais, podem causar prejuízos notáveis. As pessoas que se encontram no espectro autista nível 1 não apresentam atrasos cognitivos/intelectuais e de aquisição de fala significativos. O quociente intelectual (QI) deve estar acima de 70.

- **Nível 2 ou moderado –** exige apoio substancial, havendo prejuízos sociais aparentes mesmo na presença de apoio (funcionamento mediano). Pode haver deficiência intelectual associada, assim como atrasos no desenvolvimento da fala.

- **Nível 3 ou severo** – exige apoio muito substancial e, ainda assim, há graves prejuízos no funcionamento. Pessoas com TEA que se encontram no nível 3 apresentam déficits graves nas habilidades de comunicação social verbal (fala) e não verbal. Geralmente há deficiência intelectual, comorbidades (outras condições ou transtornos associados) e déficits nas habilidades/atividades de vida diária. Os maiores desafios nesse nível estão relacionados à autonomia e independência.

Capítulo 3

Sinais de alerta para o Transtorno do Espectro Autista

Capítulo 3

Observar como os bebês e as crianças exploram o ambiente, brincam, interagem, se comunicam, comportam, movimentam e aprendem, nos fornece valiosas informações sobre como estão se desenvolvendo!

Principais sinais de alerta

- **Prejuízos no contato visual**

Já muito cedo, é possível avaliar a qualidade do contato visual, que é uma importante via para comunicação, interações sociais e afetivas, experiências e os mais diversos aprendizados. O contato visual é pré-requisito para diversas habilidades, como imitação, comunicação não verbal e verbal (fala) e atenção compartilhada, entre outras.

Quando há prejuízos no contato visual, a criança pode não olhar nos olhos ou olhar por segundos e logo desviar, pode ainda não ser capaz de fazer rastreio visual, acompanhar com o olhar objetos, brinquedos ou pessoas.

Tais prejuízos podem já ser observados, em alguns casos, nos primeiros dias e meses de vida, como quando o bebê não faz ou não procura o contato visual ao ser amamentado, ou quando seus cuidadores estão buscando uma interação.

• Prejuízos relacionados à imitação

Muito precocemente já podem ser notados prejuízos na imitação, que é uma habilidade inata e fundamental para a aprendizagem em todas as áreas do desenvolvimento e em qualquer momento de nossas vidas.

Desde bebê, aprendemos de acordo com experiências vividas através da observação e imitação. Observando as pessoas, aprendemos a imitar gestos, sons, comportamentos, aumentando nosso repertório de habilidades e comunicação social.

A imitação deve ser consolidada na infância para que novos aprendizados, em qualquer contexto social, sejam mais facilmente incorporados. Importante observar que não se trata simplesmente de "não imitar", o fato de a criança não imitar na maior parte das vezes quando comparada a seus pares já merece atenção. A habilidade de imitação, motora ou com objetos, deve acontecer em mais de 80% das vezes esperadas.

Prejuízos no contato visual e na atenção compartilhada, no interesse pelo outro e na intenção comunicativa, características do TEA, somam dificuldades para a habilidade da imitação, o que pode acarretar ao longo da vida desafios maiores para compartilhar experiências vividas, empatia, relacionamentos interpessoais, comunicação social e autonomia.

• Déficits na interação social e reciprocidade socioemocional

Tais déficits podem ser notados, por exemplo, no bebê que não apresenta sorriso social com 2-4 meses, que não levanta os bracinhos para ser carregado com 4 meses, que demonstra dificuldades em compartilhar brincadeiras, interesses, emoções e afeto. E/ou, ainda, em crianças que preferem brincar sozinhas, que têm dificuldade em iniciar, compreender

Capítulo 3

ou responder a interações sociais, que demonstram ausência ou pouco interesse pelos pares. A criança no espectro autista costuma se interessar mais por objetos do que pela face humana.

Alguns pais relatam que a criança brinca junto de outras crianças, mas não há trocas. Ela pode até participar de brincadeiras, como correr, brincar no *playground* com outras crianças, mas o compartilhamento do olhar, do brinquedo e brincadeira, a troca de turno ("minha vez, sua vez") e a interação estão comprometidos. Não devemos avaliar somente se a criança brinca "junto", mas sim se ela brinca "com" outras crianças.

• Prejuízos na atenção compartilhada

A atenção compartilhada ou conjunta é um dos pré-requisitos para aquisição da fala, habilidades sociais, emocionais e comunicativas.

A atenção compartilhada pressupõe, resumidamente, alternar a atenção entre o objeto, acontecimento e outra pessoa ("triangular" o olhar), ou seja, engajar-se em uma mesma atividade com o outro, possibilitando o compartilhamento de experiências.

Como saber se a criança faz atenção compartilhada?

Observar se ela responde às suas propostas de atividade ou tem intenção em compartilhar os interesses com você. Exemplo: quando a criança vê um brinquedo, um desenho ou uma atividade legal, ela olha (ou aponta) para um desses atrativos e depois para você compartilhando? Quando você aponta para um objeto mostrando sua intenção em brincar, ela segue com o olhar e o volta para sua direção ou chega a pegar esse objeto para brincar com você? Esses são pontos importantes a serem observados.

23

• Ausência de jogo simbólico

A habilidade do jogo simbólico, como "brincar de faz de conta", começa a ser construída por volta dos 2 anos de idade e vai ficando mais elaborada gradualmente. Esse tipo de brincadeira é importante para o desenvolvimento da linguagem verbal e não verbal, do comportamento social, de habilidades emocionais e cognitivas, possibilitando recursos para o desenvolvimento.

Para brincar de faz de conta é preciso pensar, elaborar, construir e representar, trabalhando a imaginação, abstração e criatividade, preparando a criança para diferentes vivências sociais e aprendizados.

Crianças no espectro autista, em geral, apresentam dificuldade em diferentes níveis de compreensão do faz de conta, da imaginação, além de maior rigidez cognitiva, interesses restritos (que podem dificultar a flexibilização e variação da brincadeira), dificuldades em abstrair, contextualizar, bem como na linguagem receptiva e expressiva.

Como saber se há comprometimentos na habilidade do jogo simbólico?

É importante analisar, resumidamente, se a criança é capaz de assumir e compreender papéis, por exemplo, brincando de casinha e fazendo comidinha, ou ainda, brincando de médico, de professor, entre outras ações que devem ser livres e criadas pela própria criança.

• Atenção focada em detalhes

A teoria da coerência central refere-se à capacidade de integrar partes de informações para contextualizar um todo.

Crianças no espectro autista tendem a apresentar falhas na teoria da coerência central e, com isso, focar em detalhes em detrimento de um todo com significado. Esse prejuízo dificulta, por exemplo, a compreensão da função de um objeto ou brinquedo, a interpretação de uma imagem – uma vez que a criança está focada em um único elemento dela – e de expressões faciais, entre outros.

● Atrasos na aquisição da fala

Atrasos na aquisição da fala costumam ser um dos primeiros sinais de alerta para os pais e motivo para procurarem um especialista. A princípio, muitos acreditam que esses atrasos possam ser decorrentes de comprometimento auditivo.

Alguns parâmetros importantes que sinalizam um comprometimento são:

- **Bebês com 6 a 9 meses de idade que não balbuciam;**

- **Crianças que não falam ao menos duas palavras com função comunicativa com 1 ano de idade;**

- **Crianças que não falam ao menos seis palavras aos 18 meses de idade com função (sendo que era para estarem falando pelo menos 40 palavras);**

- **Crianças que não fazem frases de duas a quatro palavras aos 2 anos de idade (quando era para estarem fazendo frases e terem um repertório em torno de 150 palavras ao menos).**

Nem todas as crianças com Transtorno do Espectro Autista apresentam atrasos na aquisição da fala, porém podem apresentar, entre outras particularidades, prejuízos na intenção comunicativa, em iniciar ou manter um diálogo (mesmo naqueles com fala estruturada), uso de palavras ou frases pouco usuais e/ou fora do contexto, inversão pronominal (referir-se a si mesmo em terceira pessoa). Outras ainda podem apresentar repertório extenso sobre assuntos de interesse, vocabulário rebuscado, alteração de prosódia, vocabulário repetitivo e monótono.

No TEA, há dificuldade em contextualizar a fala, o que dificulta também a compreensão do sentido figurado (como compreender piadas, por exemplo), habilidade importante principalmente em contextos sociais.

Em alguns casos, as crianças começam a falar algumas palavras, porém perdem essa habilidade por volta de 15 meses a 3 anos (às vezes, um pouco antes, já com 12 meses).

- **Prejuízos na comunicação não verbal**

Comunicar-se é fundamental, seja verbalmente ou não. A comunicação não verbal é uma importante ferramenta para os relacionamentos pessoais, para compartilhar sentimentos, emoções, pensamentos, aprendizados e ações.

Para isso, precisamos compreender as informações que as pessoas e o ambiente nos trazem, interpretá-las para responder por meio de respostas ou para desejar iniciar uma comunicação.

Como saber se a criança apresenta prejuízos na comunicação não verbal?

Alguns sinais: não apontar para o que quer ou para compartilhar, apresentar dificuldades em compreender e usar gestos e expressões com função comunicativa como "dar tchau" (o que é esperado aos 12 meses de idade), além da ausência de expressões faciais e dificuldade em compreendê-las no outro. Crianças no espectro autista costumam usar os pais e cuidadores como ferramenta; se querem algo, levam os pais para que façam por elas o que desejam.

• Não responder ao próprio nome

O fato de a criança não responder quando chamada pelo nome ou de responder menos vezes do que o esperado é um sinal importante que pode estar associado ao Transtorno do Espectro Autista. Uma maneira de avaliar se a criança está respondendo dentro do esperado é observar se, de dez vezes que chama a criança pelo nome, ela atende mais que 80% das vezes (ou seja, mais que oito das dez tentativas). Caso responda menos, deve-se investigar.

Em muitos casos, se confunde esse sinal com características de uma criança desatenta, desinteressada, que parece não ouvir.

• Brincar de maneira não funcional

A criança com Transtorno do Espectro Autista pode brincar de maneira não usual e não funcional, podendo se utilizar de objetos ou brinquedos de forma repetitiva ou estereotipada.

Como saber se a criança não brinca de modo funcional?

Alguns exemplos: enfileirar e alinhar objetos e brinquedos muitas vezes classificando por cor, tamanho ou outra categoria; se interessar mais por partes do brinquedo do que por ele todo; ficar rodando objetos, rodinhas e brinquedos (como virar o carrinho e ficar girando as rodinhas); ficar fazendo movimento de vai e vem com qualquer objeto sem função, entre outros.

Compreender e acolher

Crianças no espectro autista podem não se interessar pelos brinquedos ou compreender a função deles, dessa forma, por exemplo, jogá-los para ouvir os sons ou ver o movimento pode ser mais "interessante".

- **Presença de estereotipias**

As estereotipias são ações repetitivas, frequentemente ritmadas, podendo ser vocais ou motoras.

As estereotipias não são exclusivas do TEA, mas, especialmente nesse espectro, costumam se apresentar em situações de ociosidade, excesso de estímulos sensoriais, em situações de extrema excitação, bem como diante de frustrações e mudanças de rotina, se apresentando como autorregulação ou autoestimulação.

As mais comuns são *flapping* (movimentos de balançar as mãos rapidamente como um "bater de asas"), *rocking* (balançar o tronco para frente e para trás), movimentar as mãos na frente do rosto, girar sobre o próprio eixo, contar os dedos como que dedilhando, pular repetidamente, deitar de lado e ficar movimentando um objeto ou brinquedo de maneira repetitiva (por exemplo, ficar fazendo movimento de vai e vem com um carrinho ou boneco), olhar lateralizado (observar um objeto fora do ângulo normal do mesmo), entre outras.

- **Alterações sensoriais**

Pessoas no espectro autista apresentam, de maneira mais ou menos intensa, alterações na forma como respondem aos estímulos do ambiente em uma ou mais portas sensoriais: visão, audição, olfato, tato, paladar, propriocepção (noção do próprio corpo no ambiente) e sistema vestibular (equilíbrio).

Capítulo 3

As alterações sensoriais se apresentam como hiper ou hiporresponsividade a estímulos sensoriais, ou interesses incomuns pelos estímulos sensoriais do ambiente. Foram incluídas nos critérios diagnósticos para TEA no Manual Diagnóstico e Estatístico de Transtornos Mentais em sua quinta revisão, o DSM-5.

Como saber se a criança tem alterações no processamento sensorial?

Alguns exemplos: indiferença à dor; aversão ao toque enquanto outros procuram por toques mais intensos; seletividade alimentar que pode ser consequente à aversão a determinados sabores, odores, texturas dos alimentos ou, ainda, relacionada à percepção visual (como, por exemplo, só comer alimentos de uma única cor); alteração de equilíbrio. A criança pode utilizar a visão de maneiras diferentes, como, por exemplo, olhar para objetos sob ângulos incomuns, trazer objetos (ou as mãos) muito próximos aos olhos, cheirar tudo, andar na ponta dos pés de maneira aleatória, entre outras.

O cérebro no espectro autista apresenta um desequilíbrio entre os sistemas excitatório e inibitório, havendo um predomínio do excitatório. Alterações sensoriais podem potencializar essa hiperexcitabilidade e, para se regular, a criança pode usar o movimento. Dessa forma, como consequência a uma busca sensorial, podemos ter crianças inquietas, que ficam andando de um lado para o outro.

Ambientes com muitos estímulos sensoriais ou situações em que aquele estímulo está gerando uma hipersensibilidade/responsividade podem desorganizar a criança e, também, desencadear "crises" com comportamentos inapropriados (irritabilidade extrema, gritos e até mesmo comportamentos auto e heteroagressivos).

Compreender e acolher

- **Presença de ecolalias**

Ecolalia caracteriza-se pela reprodução repetitiva de palavras, sílabas ou frases sem função comunicativa.

Ecoar faz parte do desenvolvimento da linguagem em crianças menores, porém se espera que seja usada com função de comunicação, em um contexto, e que o repertório aumente à medida que a criança cresça (por volta dos 2 anos, ela já deve começar a usar formas mais complexas e espontâneas de comunicação, utilizando menos a repetição).

Quando a ecolalia é persistente, fora de contexto e sem função comunicativa, pode ser um dos sinais precoces de Transtorno do Espectro Autista.

Ao ficar repetindo mecanicamente palavras/frases, a criança deixa de se comunicar apropriadamente, não dá continuidade aos diálogos, não oferece reciprocidade, o que acaba por afastá-la de diferentes oportunidades sociais. Algumas crianças utilizam a ecolalia como forma de autorregulação, e esse pode ser o único recurso de comunicação que desenvolveram.

A criança pode ficar repetindo aquilo que ela ou o interlocutor acabou de falar, reproduzir falas de desenhos ou filmes imediatamente ao ser reproduzido (ecolalia imediata) ou após um tempo mais significativo (ecolalia tardia).

- **Rigidez e inflexibilidade cognitiva**

A criança com TEA apresenta uma rigidez cognitiva, ou seja, pode apresentar dificuldade em flexibilizar seus comportamentos, pensamentos e emoções, em abstrair.

Como suspeitar?

Capítulo 3

Atentar-se quando a criança apresenta: insistência na mesmice, como querer vestir sempre a mesma roupa, comer o mesmo alimento, brincar com o mesmo brinquedo, ter algum objeto de conforto; adesão mais rígida a rotinas, como necessidade de fazer sempre o mesmo caminho e/ou atividades; dificuldade em falar sobre assuntos que não são do interesse; dificuldade em alternar brincadeiras e em aceitar o não ou demandas que não sejam do seu interesse; comportamentos ritualistas e roteirizados; dificuldade com espera prolongada; baixa tolerância a frustrações, entre outras.

Essas dificuldades em lidar com mudanças de rotina, frustrações, em flexibilizar, podem desencadear comportamentos ("crises") que muito se parecem com "birra", porém são de manejo mais difícil.

- **Interesses restritos**

A criança no espectro autista costuma apresentar interesses restritos. Como identificá-los?

Observar se ela se interessa muito ou somente por um determinado assunto (como, por exemplo, dinossauros, um personagem), uma ação (como empilhar objetos), um objeto (carrinho ou outro tipo de brinquedo específico) ou, ainda, um tema mais amplo (como letras, números, astronomia). Observar se a criança fica atenta, inicia um diálogo, faz atividades e responde a interações somente se forem relacionadas ao seu interesse restrito – caso contrário, não responde ou responde menos.

Os interesses restritos podem, a princípio, ser utilizados como uma maneira de "acessar a criança", para que ela se engaje nas terapias, nas relações e interações sociais. Depois, gradativamente, devem ser introduzidos novos repertórios, oferecendo outros aprendizados e oportunidades de interação.

• Hiperfoco

O hiperfoco é uma forma intensa de concentração em algo que seja um interesse restrito.

Pode haver aspectos positivos em um hiperfoco, desde que ele seja explorado adequadamente, podendo ser usado como ponto de partida para aumentar o repertório de habilidades e aprendizados, e havendo também a possibilidade de passar a ser a profissão da pessoa. Porém, se não trabalhado, o hiperfoco pode trazer prejuízos, visto que distancia a criança de novos aprendizados e interações sociais.

Como saber se a criança tem hiperfoco?

Observar se ela fica excessivamente concentrada em tudo que envolve seu interesse restrito – que pode ser, por exemplo, um personagem, uma disciplina, um filme, uma logomarca, músicas, livros, letras e números (o que pode, inclusive, levá-la a ler precocemente, antes dos 3 anos de idade, sem necessariamente compreender o que está lendo), entre outros.

• Perda de habilidades anteriormente adquiridas

Em cerca de 30% dos casos de Transtorno do Espectro Autista, pode ser observada perda de habilidades anteriormente adquiridas.

Essa perda de habilidades pode ocorrer por volta dos 15 a 36 meses, em alguns casos um pouco mais cedo, por volta dos 12 meses.

Esse é um período em que ocorre uma importante poda neuronal da primeira infância. Essa poda acontece com todas as crianças e é essencial para que o cérebro elimine conexões/sinapses (caminhos) e neurônios (células do cérebro) que não estão sendo muito utilizados e

Capítulo 3

se "especialize" mais, reforçando conexões e fazendo outras novas, aumentando as oportunidades de aprendizados e refinando os saberes.

No Transtorno do Espectro Autista, durante essa "limpeza", pode haver falhas, levando a um excesso de conexões devido a uma poda neuronal ineficiente, o que acarretaria um cérebro mais desorganizado e hiperexcitado. Pode ocorrer também eliminação de neurônios e conexões não fortalecidas, mas que detinham habilidades adquiridas importantes.

Nesses casos, a criança que já tinha aprendido a falar algumas palavras deixa de falar; que tinha começado a "dar tchau", mandar beijo e apontar, deixa de executar essas ações; pode ficar mais irritadiça, inquieta ou ainda deixar de interagir e ficar mais introspectiva.

Além de fatores genéticos, outro fator que influencia quais conexões serão fortalecidas ou eliminadas, permitindo que o cérebro faça novos circuitos cerebrais, está relacionado ao quanto que os respectivos aprendizados foram realmente incorporados com significado.

Esses são alguns sinais de alerta importantes na primeira infância para o TEA.

Nem todas as crianças com TEA apresentarão todos os sintomas e de maneira clara. Na suspeita, a criança deve ser avaliada por um especialista.

Importante destacar ainda que aproximadamente 30% a 40% das pessoas com TEA apresentam deficiência intelectual, porém temos também aquelas com altas habilidades. Outras condições comumente associadas ao espectro autista na infância são os distúrbios de sono (presentes em 44% a 86% dos casos), epilepsia (presente entre 30% a 38,2% dos casos), Transtorno do Déficit de Atenção e Hiperatividade (TDAH) e Transtorno Opositivo Desafiador.

Capítulo 4

Diagnóstico e Tratamento

Capítulo 4

O diagnóstico é clínico, realizado por meio da observação dos comportamentos e do desenvolvimento da criança nos mais diversos contextos e ambientes, de acordo com os critérios diagnósticos para Transtorno do Espectro Autista no Manual Diagnóstico e Estatístico de Transtornos Mentais na sua 5ª revisão (DSM-5), levando-se em conta que, no Transtorno do Espectro Autista, o funcionamento social está sempre comprometido, em menor ou maior grau. De acordo com esse manual, no TEA devem estar presentes: (a) Déficits persistentes na comunicação social e na interação social e (b) Padrões restritos e repetitivos de comportamentos, interesses ou atividades.

No que diz respeito aos déficits na comunicação e na interação sociais, os três critérios a seguir necessariamente devem estar presentes: déficits na reciprocidade socioemocional; déficits nos comportamentos comunicativos não verbais para interação social; déficits para desenvolver, manter e compreender relacionamentos.

Já em relação aos padrões restritos e repetitivos de comportamentos, interesses ou atividades, o DSM-5 prevê que sejam identificados pelo menos dois dos seguintes padrões: movimentos motores, uso de objeto e/ou fala de forma repetitiva ou estereotipada; insistência na mesmice, adesão inflexível a rotinas, padrões rígidos e roteirizados de comportamentos e pensamentos; interesses fixos e restritos que são anormais em intensidade ou foco; hiper ou hiporreatividade a estímulos sensoriais ou interesse incomum por aspectos sensoriais do ambiente.

Ainda não há marcadores biológicos e exames específicos que confirmem o diagnóstico de Transtorno do Espectro Autista. São usadas, na infância, escalas padronizadas para o rastreio de comportamentos de risco para o TEA, das quais podemos citar a M-CHAT (*Modified Checklist for Autism in Toddlers*) e a CARS (*Childhood Autism Rating Scale*), mas essas não são suficientes para confirmar ou excluir o diagnóstico.

Dada a importância do diagnóstico precoce, há inclusive a Lei 13.438/2017, que torna obrigatória a aplicação do M-CHAT no SUS a todas as crianças entre 16 a 30 meses de vida. Trata-se, resumidamente, de um teste com perguntas simples para serem respondidas pelos pais com "sim" ou "não", avaliando, por exemplo, se a criança olha nos olhos por mais de 1 ou 2 segundos, se imita ou interage.

É importante enfatizar que a investigação e o diagnóstico do TEA devem ser realizados por especialista capacitado e atualizado em Transtorno do Espectro Autista.

A identificação dos sinais e intervenção precoces favorecem o desenvolvimento, a aprendizagem, a aquisição de novas habilidades e a autonomia, bem como a qualidade de vida das pessoas no espectro e de suas famílias.

O que existe como prática baseada em evidências para o tratamento no espectro autista são intervenções comportamentais. O "padrão-ouro" para o tratamento do Transtorno do Espectro Autista consiste em intervenção comportamental intensiva baseada na ciência ABA (Análise do Comportamento Aplicada), que estuda comportamentos humanos socialmente relevantes com a finalidade de aumentar o repertório comportamental da pessoa em tratamento.

Capítulo 4

A maioria das crianças com TEA necessita de uma equipe multiprofissional com enfoque interdisciplinar, que pode envolver psicóloga, fonoaudióloga, terapeuta ocupacional com integração sensorial, psicopedagoga, fisioterapeuta ou educador físico, musicoterapeuta e psicomotricista, entre outros profissionais, de acordo com as necessidades e potencialidades de cada criança, e contando sempre com a participação dos pais, que são os verdadeiros especialistas nos seus filhos.

Durante as avaliações da criança com TEA, o médico deve estar atento a condições associadas (comorbidades) e as tratar. Comorbidades são muito frequentes, podem somar prejuízos e interferir negativamente no tratamento, se não tratadas.

Quando lidamos com o TEA, é essencial estabelecer uma rotina que pode ser introduzida por meio de pistas visuais, caso a criança não tenha uma boa compreensão, o que ajuda a oferecer previsibilidade. Antecipar acontecimentos faz com que a criança se sinta segura, conheça seus objetivos e atividades diárias, e o que esperam dela. Isso ajuda essa criança a se planejar, gerenciar seu tempo e diminuir a ansiedade, evitando que se desorganize emocionalmente. A rotina e previsibilidade precisam estar presentes em todos os acontecimentos e atividades diárias.

Cada criança deverá ter seu Plano Individual de Tratamento (PIT) com programas que devem ser reavaliados regularmente, visando potencializar seu desenvolvimento.

A conscientização e o conhecimento sobre o Transtorno do Espectro Autista por todos, especialmente por aqueles que não estão no espectro, possibilitam o entendimento de que autismo não é adjetivo, que as pessoas no espectro devem ser respeitadas, ter "voz" e não devem, sob quaisquer circunstâncias, ser discriminadas, sofrer *bullying* e preconceito pela condição que apresentam.

Compreender e acolher

Pensando em tudo isso, a narrativa a seguir traz uma maneira descomplicada de falar sobre o Transtorno do Espectro Autista para todas as crianças.

Desde muito cedo, as crianças devem compreender o autismo, o papel que elas podem exercer na vida de outra criança que está no espectro autista e o quanto podem também aprender com ela. Dessa forma, estaremos juntos construindo uma sociedade mais empática, que possibilite uma inclusão social verdadeira e acessibilidade para todos.

Desejo que o conteúdo contribua para a compreensão de que somos todos diferentes, que todos temos algo a aprender e ensinar e que desejamos amar e ser amados!

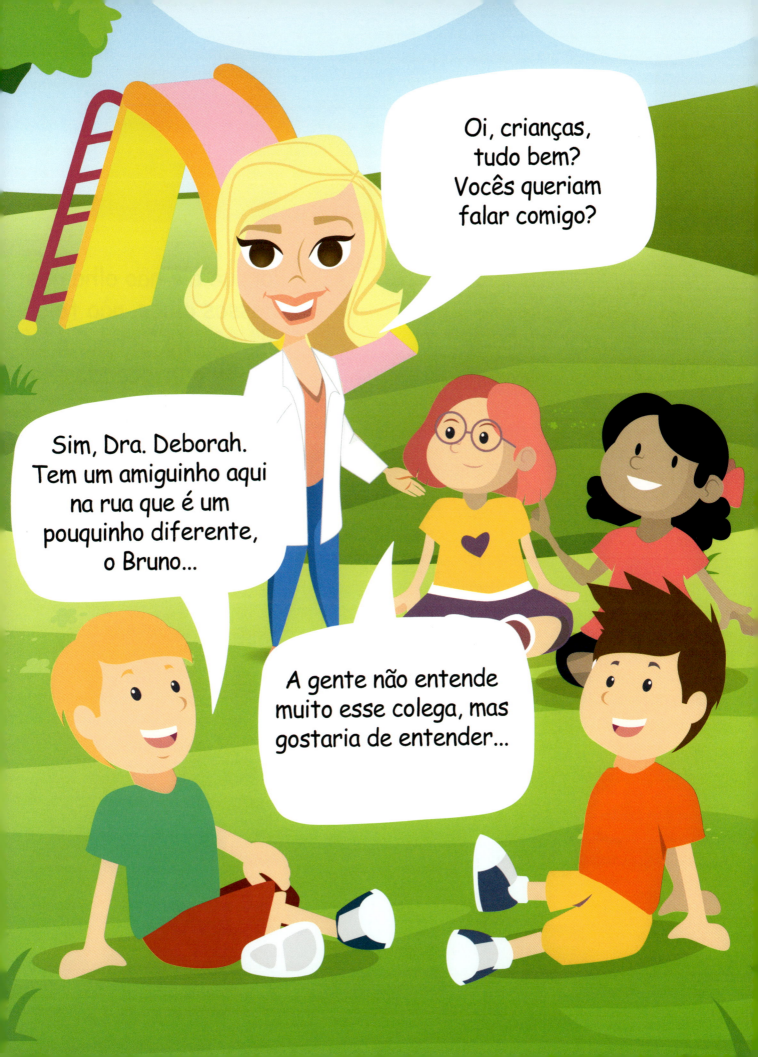

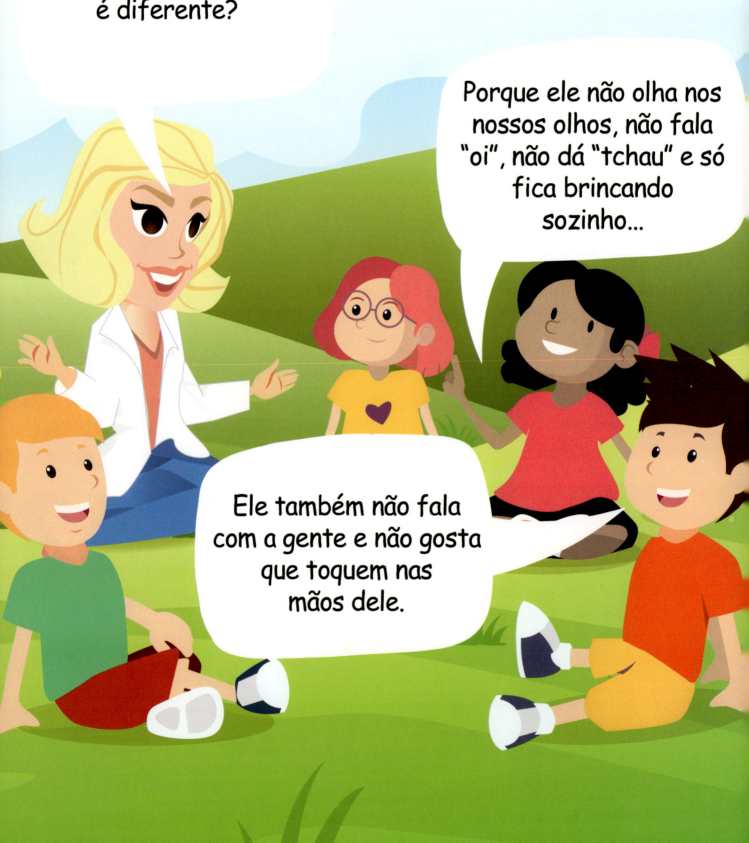

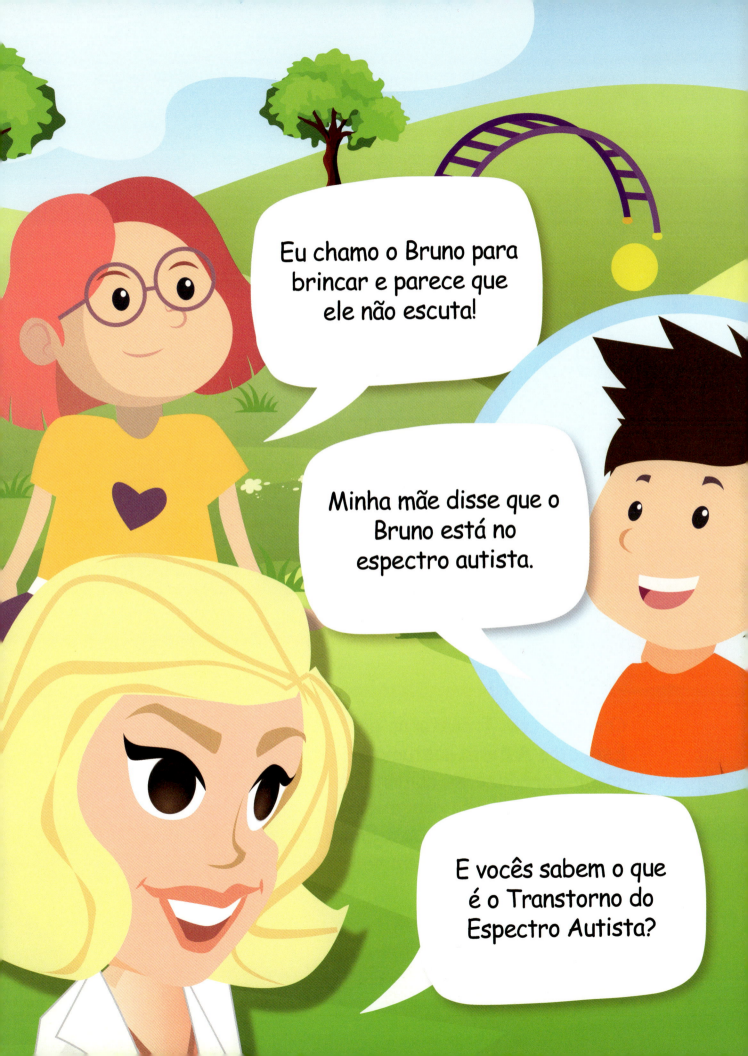

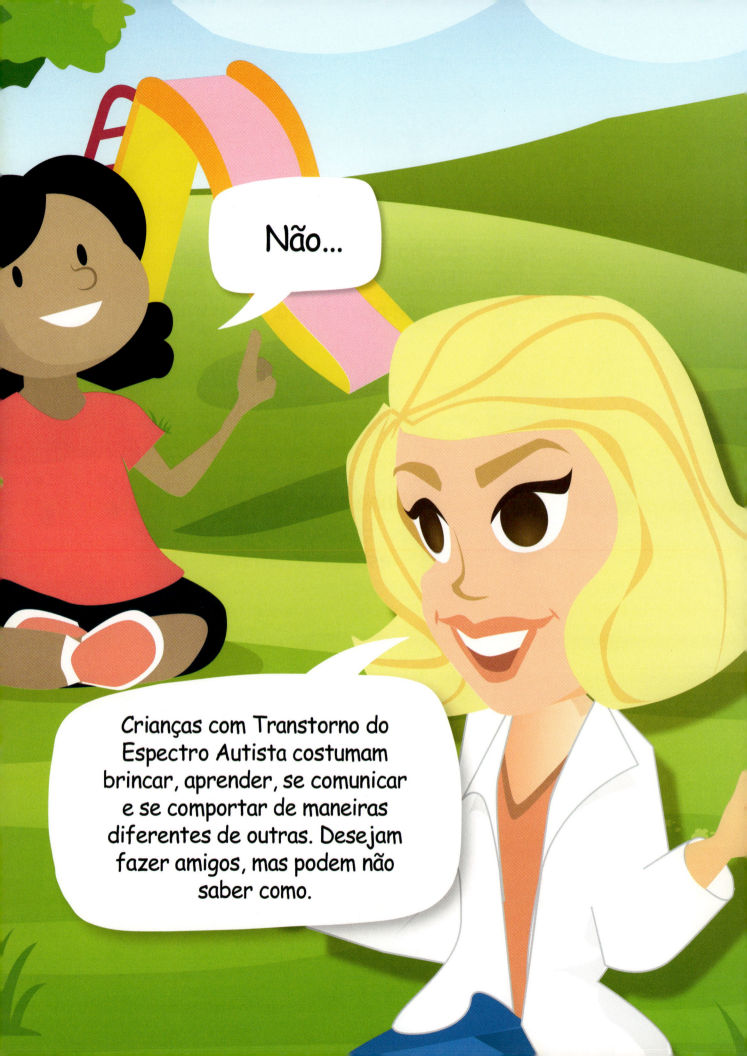

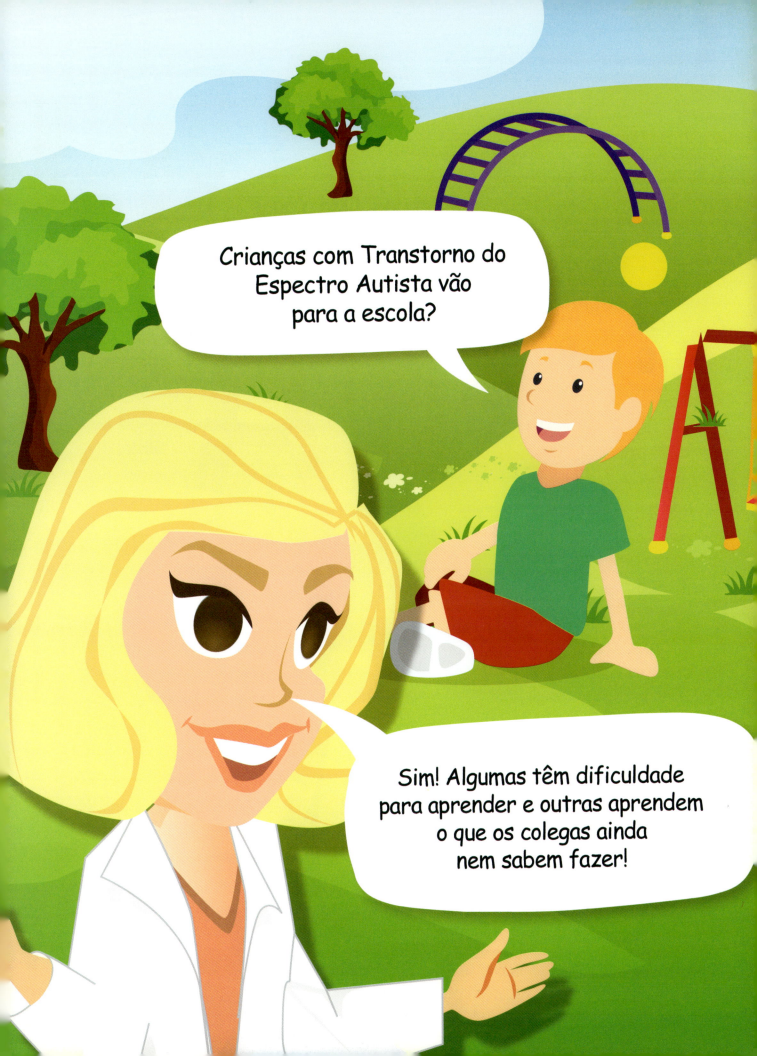

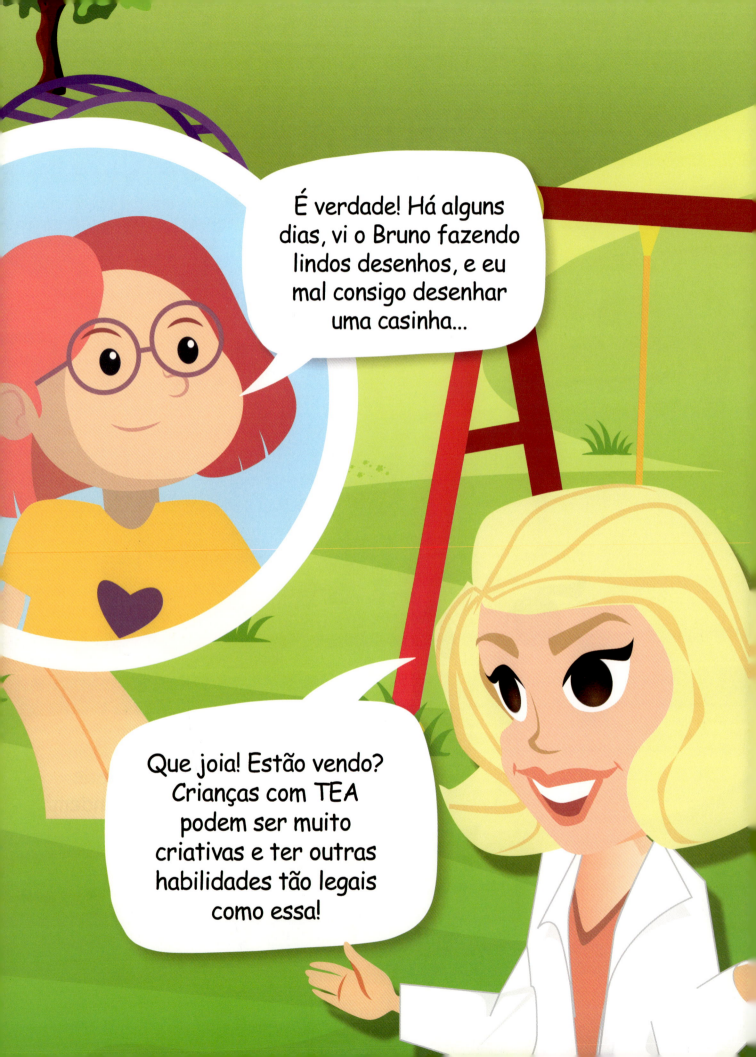

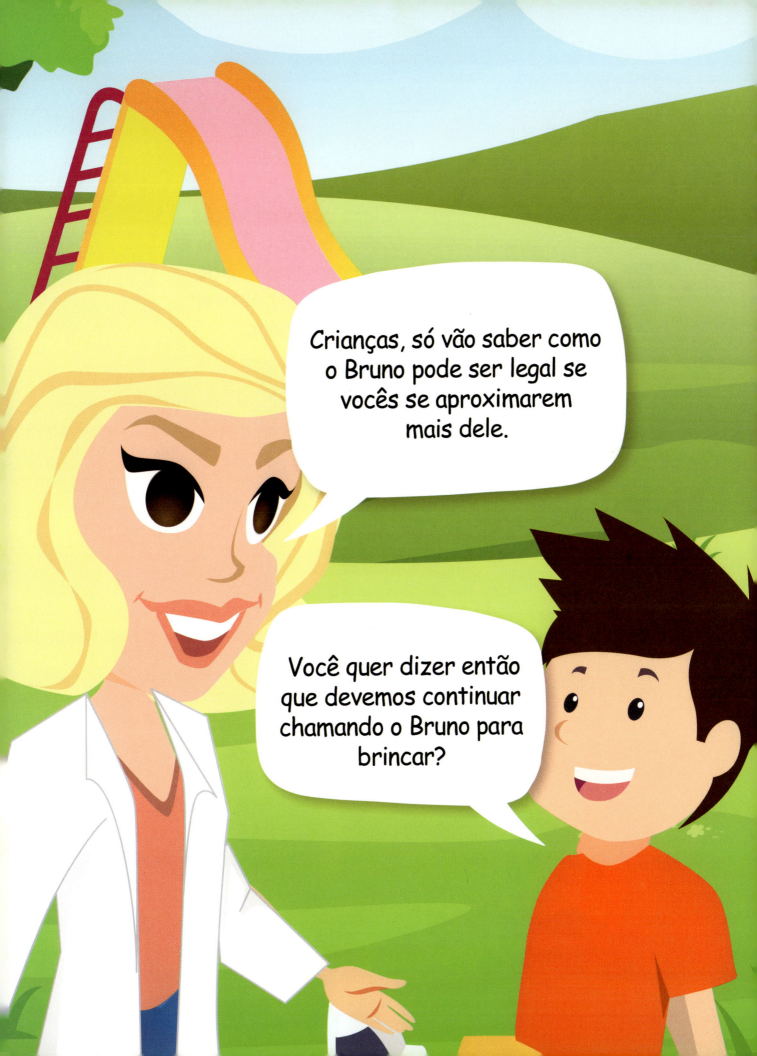

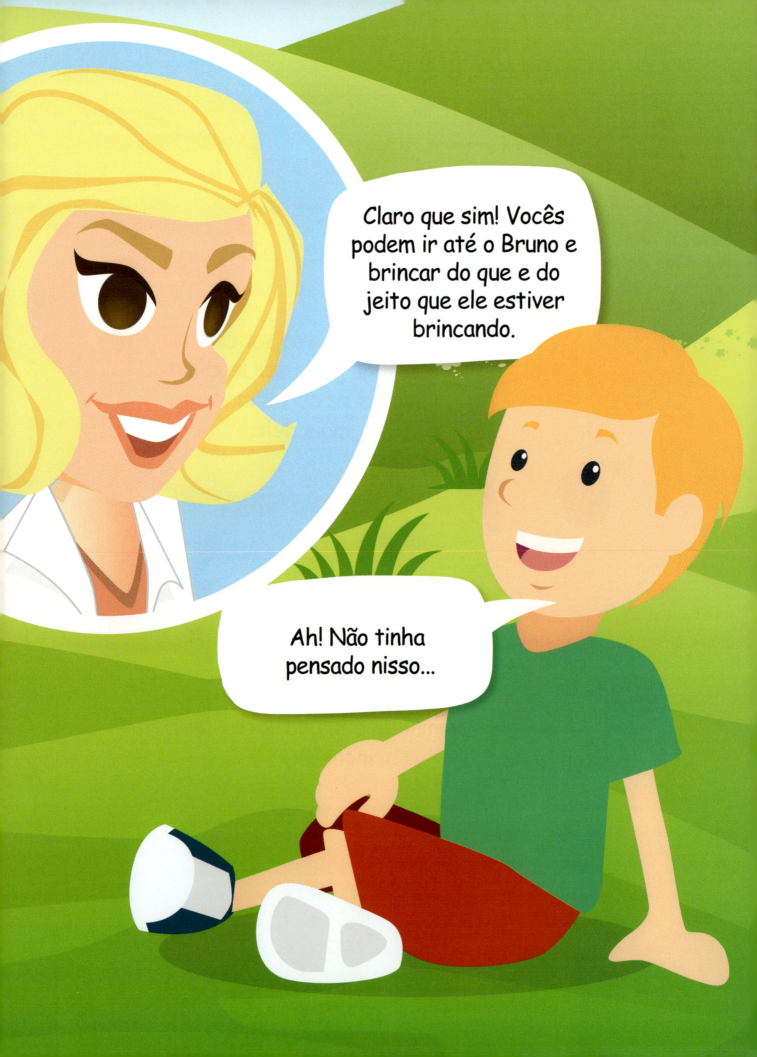

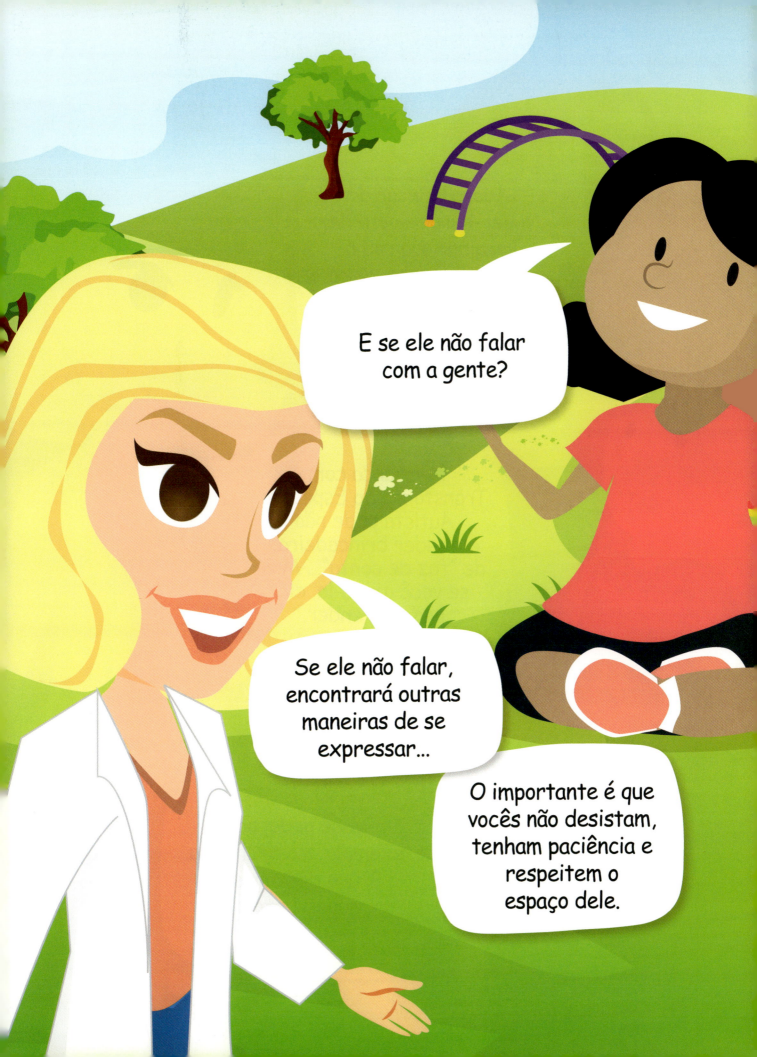

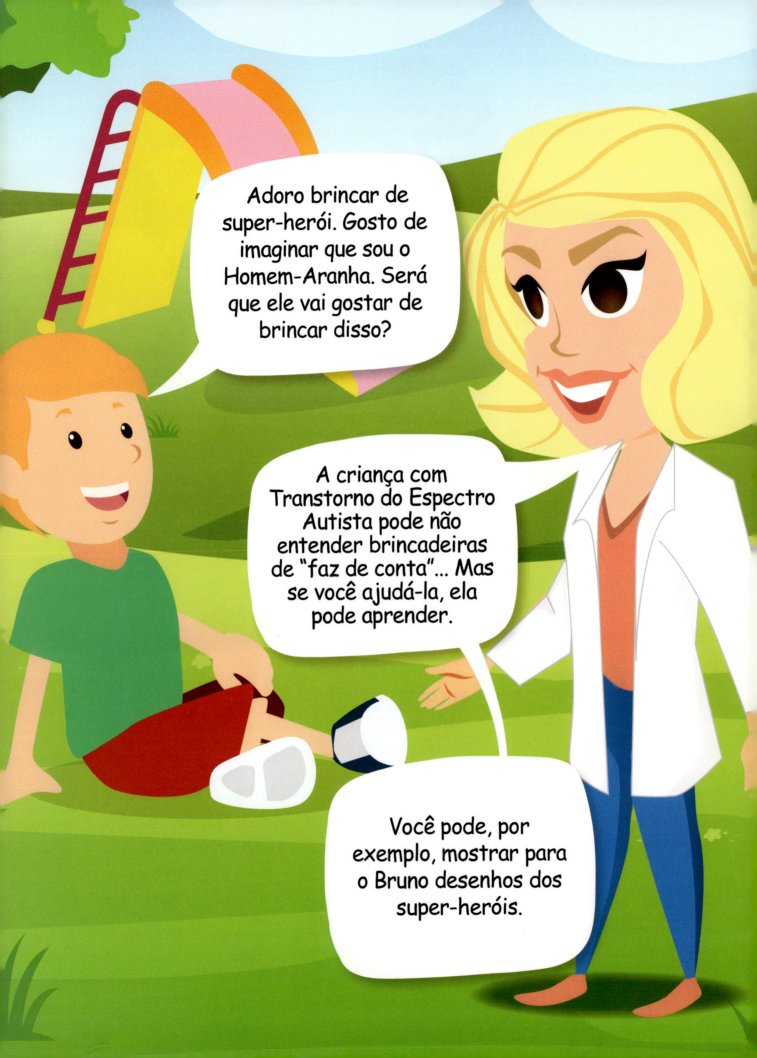

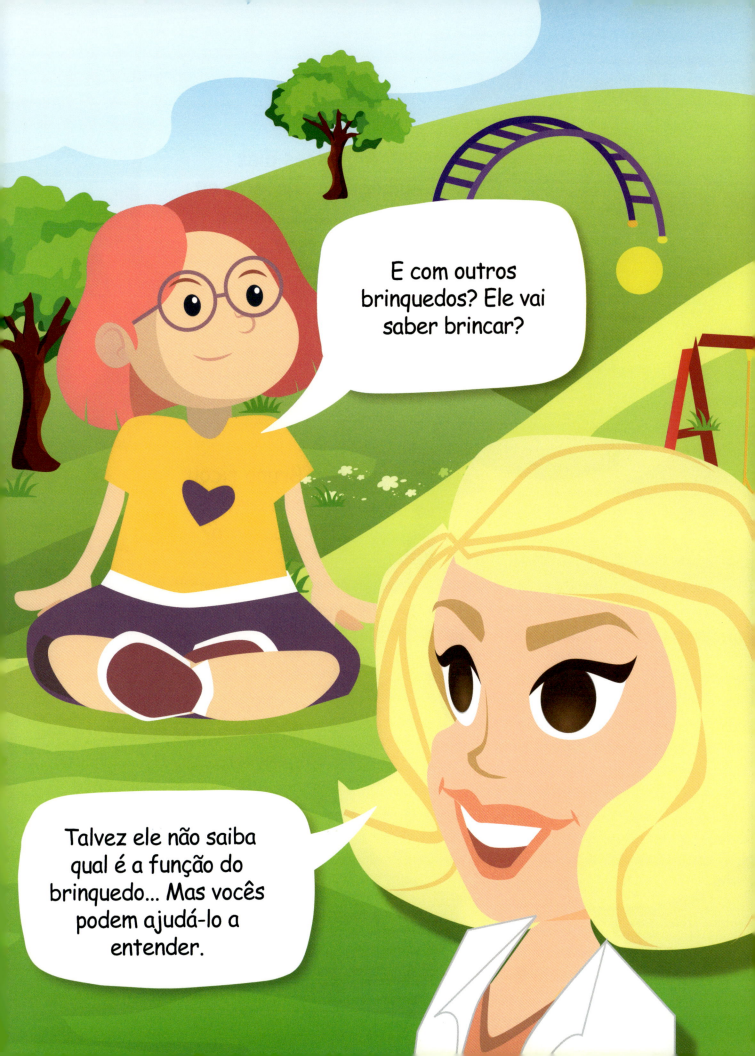

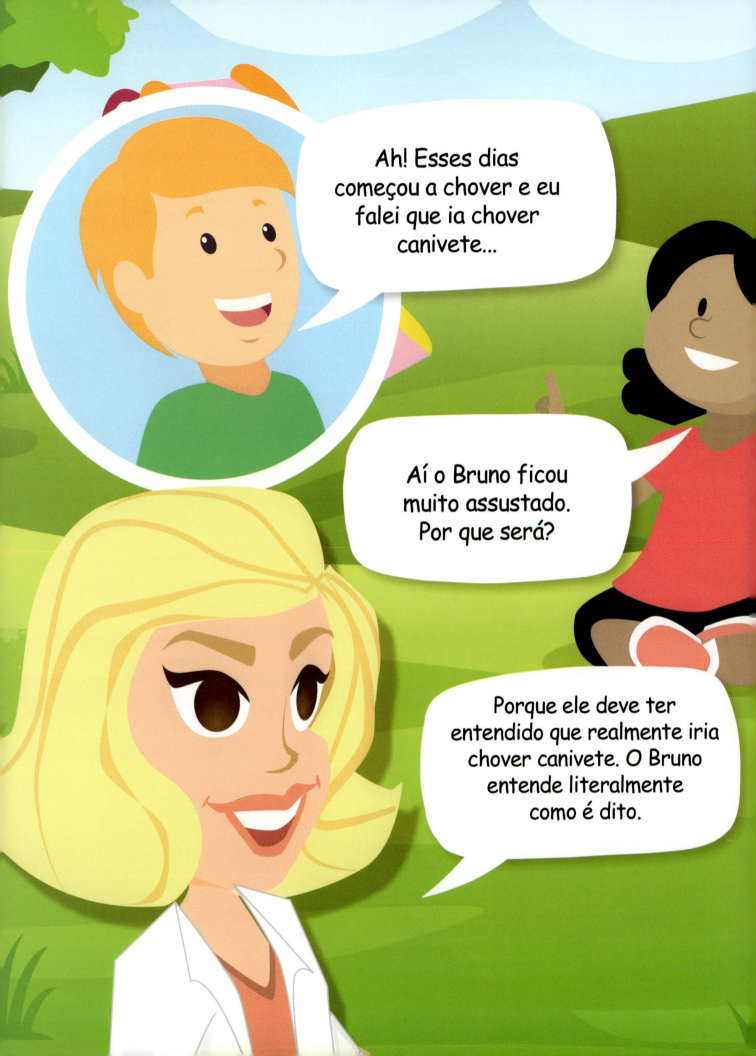

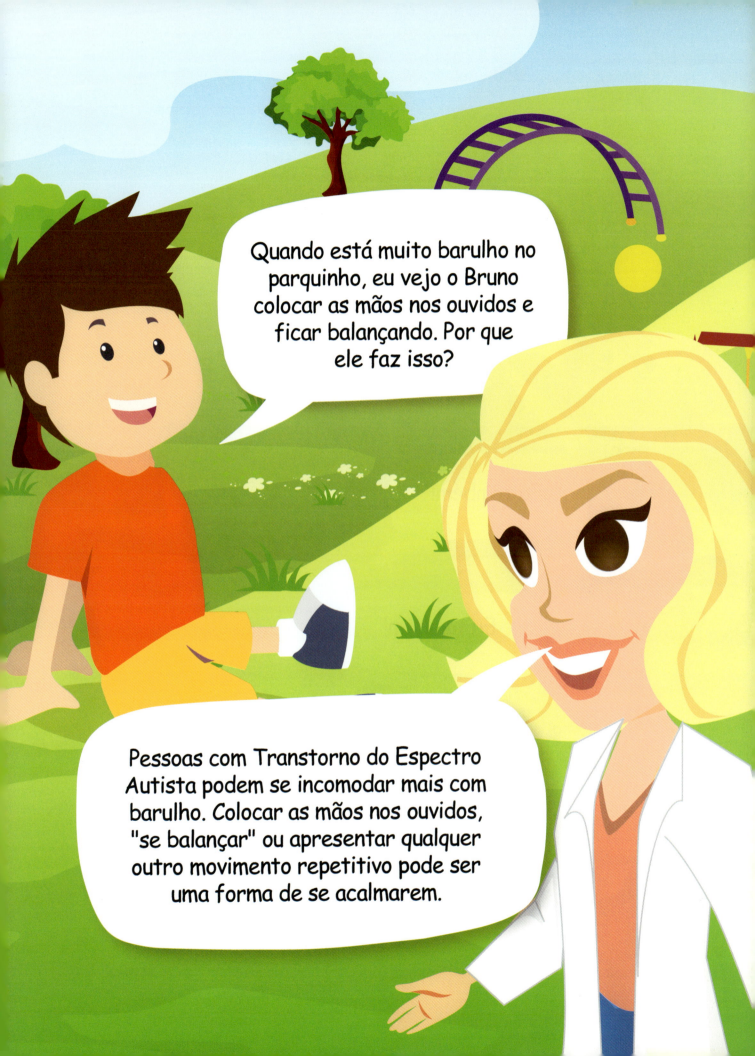

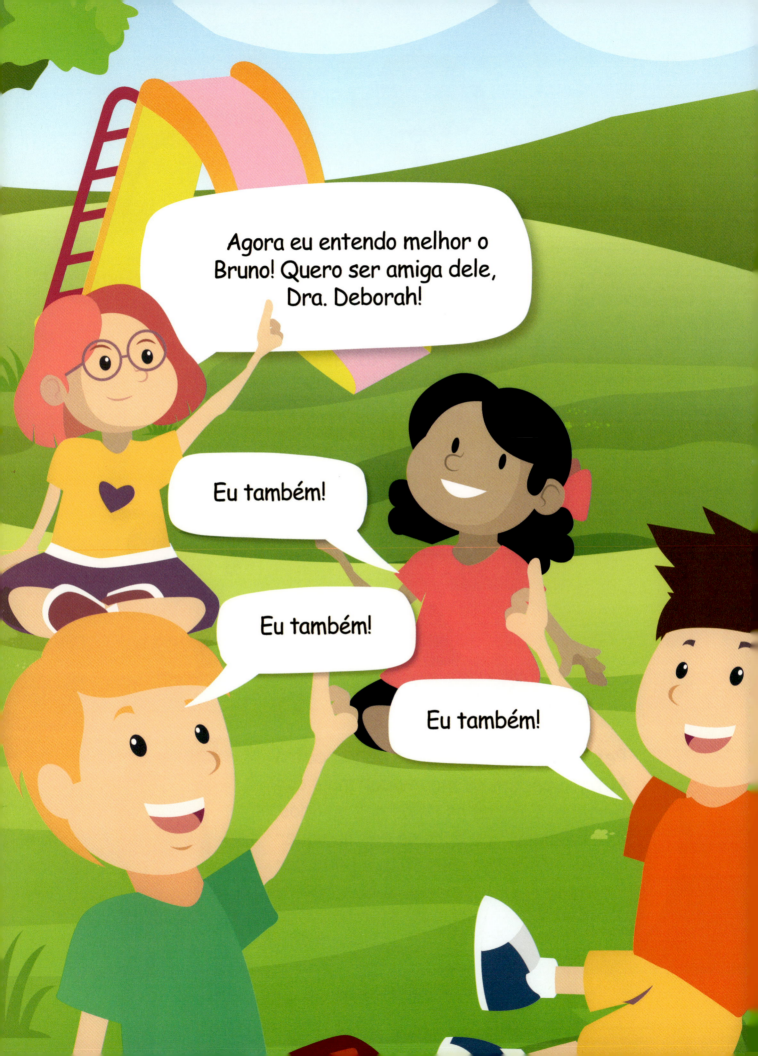

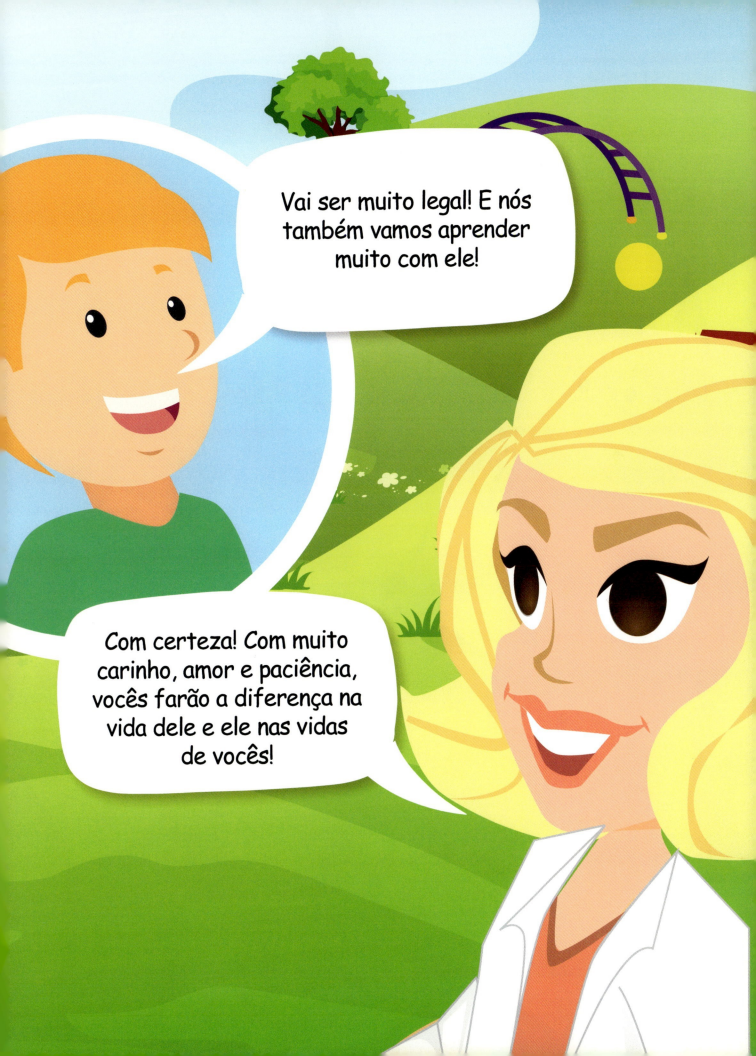

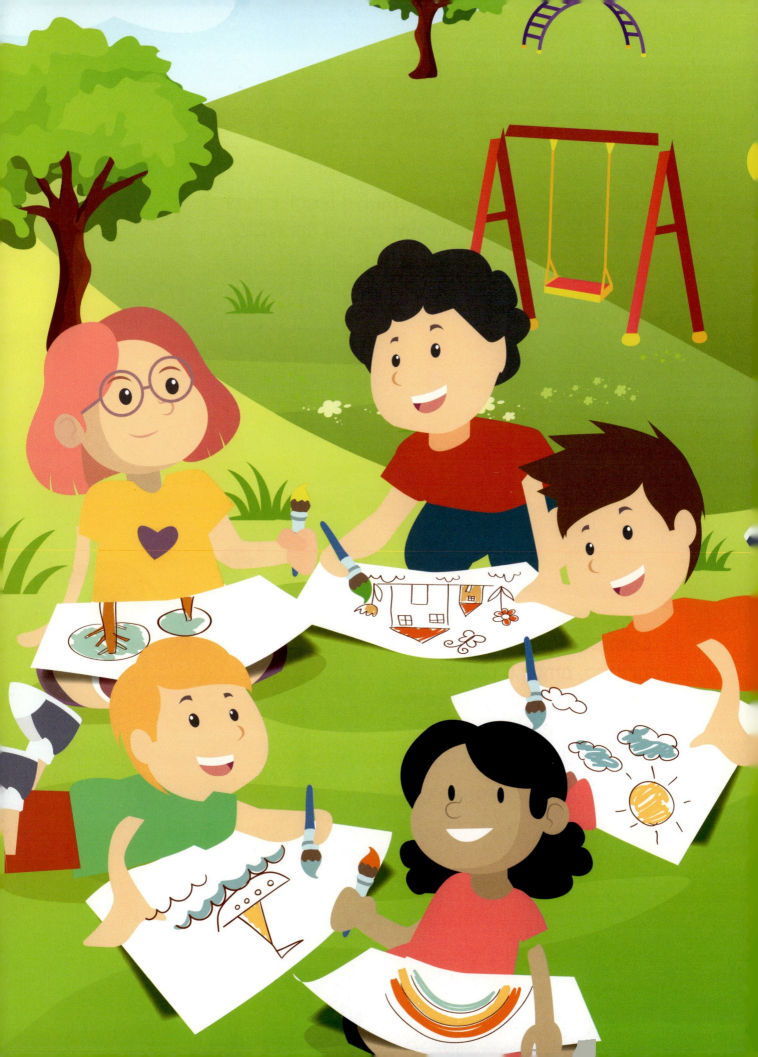

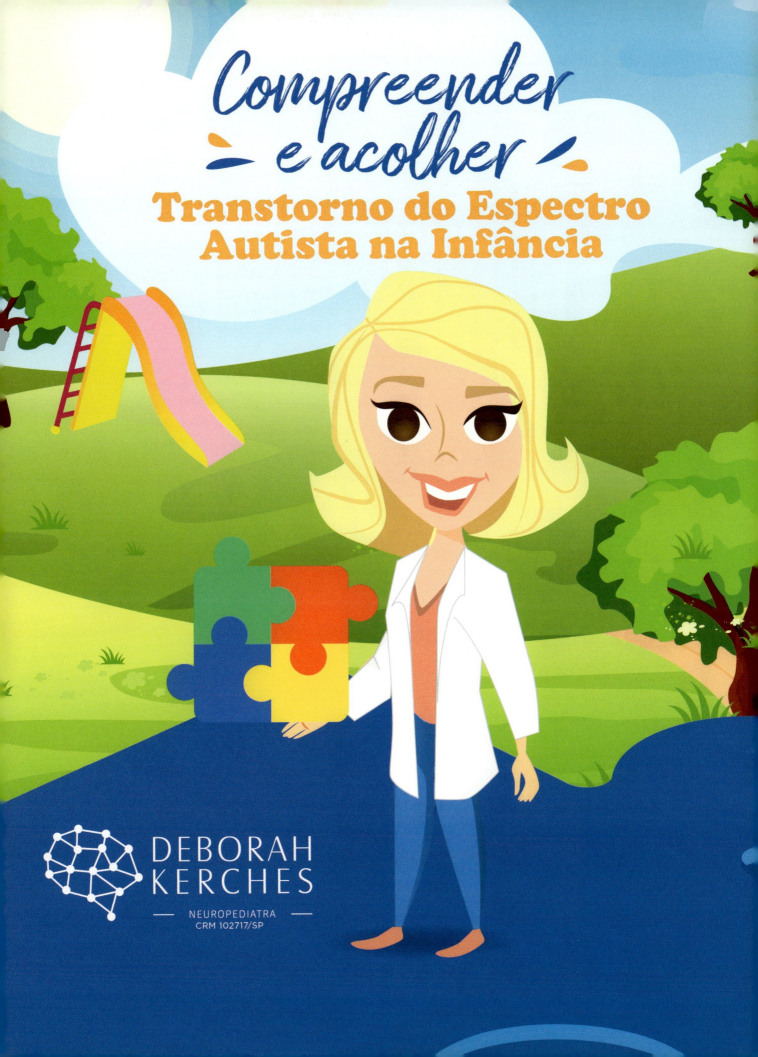

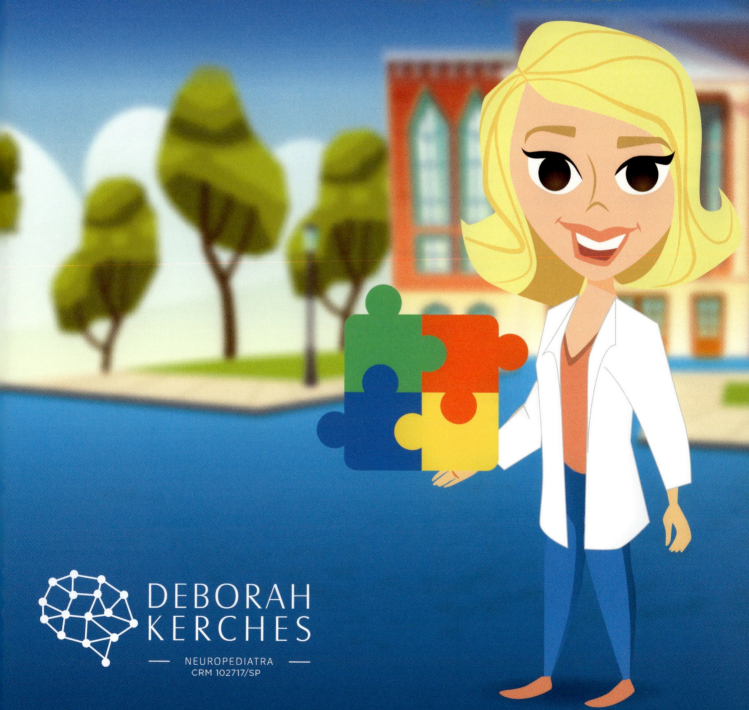

Contatos da autora Deborah Kerches:

◉ dradeborahkerches

✉ contato@dradeborahkerches.com.br

OMS - Organização Mundial de Saúde. Meeting report: autism spectrum disorders and other developmental disorders: from raising awareness to building capacity. 2013 OZONOFF, Sally et al. A prospective study of the emergence of early behavioral signs of autism. *Journal of the American Academy of Child & Adolescent Psychiatry*, v. 49, n. 3, p. 256-266. e2, 2010.

PONDE, M.P.; NOVAES, C.M. AND LOSAPIO, M.F. Frequência de sintomas de transtorno de déficit de atenção e hiperatividade em crianças autistas. *Arq. Neuro-Psiquiatr.* [online]. 2010, vol.68, n.1, pp.103-106. ISSN 0004-282X. Disponível em: <http://dx.doi.org/10.1590/S0004-282X2010000100022>. Acesso em: 01 de mar. de 2020.

SALA, G.; HOOLEY, M.; ATTWOOD, T.; MESIBOV, G. B.; & STOKES, M. A. (2019). Autism and intellectual disabil- ity: A systematic review of sexuality and relationship education. *Sexuality and Disability*, 37(3), 353–382. Disponível em: <https://doi.org/10.1007/s11195-019-09577-4>. Acesso em: 01 de mar. de 2020.

SCHIEVE, L.A.; RICE, C.; DEVINE, O.; MAENNER, M.J.; LEE, L.C.; FITZGERALD, R.; et al. Have secular changes in perinatal risk factors contributed to the recent autism prevalence increase? Development and application of a mathematical assessment model. *Ann Epidemiol*. 2011; 21:930-45.

SIEGEL, D. *O cérebro adolescente*. 1. ed. Editora nVersos, 2016.

STUBBE, D. *Child and Adolescent. Psychiatry: A Pratical Guide*. 1.ed. Filadélfia, PA: Lippincott. Williams &. Wilkins, 2007.

TEIXEIRA, G. *Manual do autismo*. 7. ed. Rio de Janeiro: Editora Best Seller, 2019.

VISCONTI, P.; POSAR, A. *Alterações sensoriais em crianças com transtorno do espectro do autismo*. J. Pediatr. (Rio J.) vol. 94, no. 4. Porto Alegre, Jul/Aug. 2018.

XU, G.; STRATHEARN, L.; LIU, B.; BAO, W. Prevalence of autism spectrum disorder among US children and adolescents, 2014-2016 [published correction appears in JAMA. 2018; 319(5):505]. JAMA. 2018; 319(1):81–82.

Carolina, Frank Porter Graham Child Development Institute, CSESA Development Team.

HYMAN, S. L.; LEVY, S.E.; MYERS, S. M.; American Academy of Pediatrics, Council on Children With Disabilities and Section on Developmental and Behavioral Pediatrics. *Clinical report: identification, evaluation, and management of children with autism spectrum disorder.* Pediatrics, v. 145, n. 1, January 2020.

JACQUEMONT, S.; COE, B.P.; HERSCH, M. et al. A higher mutational burden in females supports a "female protective model" in neurodevelopmental disorders. *American Journal of Human Genetics* 94(3):415-25, 2014.

JIN, Y. et al. Pathogenetical and Neurophysiological Features of Patients with Autism Spectrum Disorder: Phenomena and Diagnoses. *J. Clin. Med.* 2019, 8, 1588; doi:10.3390/jcm8101588.

KANNER, L. Autistic Disturbances of Affective Contact. *Nervous Child*, n. 2, 1943 p. 217-250.

KANNER, L.; EISENBERG, L. Early infantile autism 1943-1955. Am. J. *Orthopsychiatry*, 1956.

LAMEIRA, A. P.; GAWRYSZEWSKI, L. de G.; PEREIRA JR, A. Neurônios Espelho. *Psicol. USP*, vol 17 n.4, SP, 2006.

LOVAAS, O. I. Behavioral Treatment and Normal Educational and Intellectual Functioning in Young Autistic Children. *Journal of Consulting & Clinical Psychology*, 55, 3-9, 1987.

MACHADO, A. C.; BELLO, S. F. Habilidades sociocomunicativas e de atenção compartilhada em bebês típicos da primeira infância. *Rev. psicopedag.* vol. 32 no. 98. São Paulo, 2015.

MATSON JL, GOLDIN R. *Comorbidity and autism: Trends, topics and future directions.* Res Autism Spect Dis. 2013; 7:1228-33.

MOMO, A.; & SILVESTRE, C. Integração sensorial nos transtornos do espectro do autismo. In: Schwartzman, J.S., & Araújo, C.A. *Transtornos do Espectro do Autismo.* São Paulo: Mennon, 2011.

BARON-COHEN, Simon; FRITH, Uta; LESLIE, Alan. Does the autistic child have a 'theory of mind'? *Cognition*, 21: 37-46, 1985.

CASE, B.J.; HELLER, A.S.; GEE, D.G.; COHEN, A.O. *Development of the emotional brain.* Neurosci Lett. 2017; 17; in press.

CDC – Centers for Disease Control and Prevention, 2020. *Autism Prevalence Rises in Communities Monitored.* Disponível em: <https://www.cdc.gov/media/releases/2020/p0326-autism-prevalence-rises.html#:~:text=One%20in%2054%208%2Dyear,Report%20(MMWR)%20Surveillance%20Summary>. Acesso em: 01 de mar. de 2020.

CENTERS FOR DISEASE CONTROL AND PREVENTION. Learn the signs. *Act Early.* 2008. Disponível em: <https://www.cdc.gov/ncbddd/actearly/index.html>. Acesso em: 01 de mar. de 2020.

DEPARTAMENTO CIENTÍFICO DE PEDIATRIA DO DESENVOLVIMENTO E COMPORTAMENTO. *Manual de orientação: Transtorno do Espectro do Autismo.* Número 5, 2019. Disponível em: <https://www.sbp.com.br/fileadmin/user_upload/21775c-MO_-_Transtorno_do_Espectro_do_Autismo.pdf>. Acesso em: 1 de mar. de 2020.

GIEDD, J.N.; DENKER, A.H. The adolescent brain: insights from neuroimaging. *Brain Crosstalk in Puberty and Adolescence.* New York: Springer, 2015.

GOTHAM, K.; BRUNWASSER, S.M., LORD, C. *Depressive and anxiety symptom trajectories from school age through young adulthood in samples with autism spectrum disorder and developmental delay.* J Am Acad Child Adolesc Psychiatry. 2015;54(5): 369–376.

GRANDIN, T; PANEK, R. *O cérebro autista pensando através do espectro.* 1. ed. Rio de Janeiro: Editora Record, 2015.

HAZEN, E. P.; et al. *Sensory Symptoms in Autism Spectrum Disorders.* Harvard Review of Psychiatry: March/April 2014 - Volume 22 - Issue 2 - p 112–124.

HEDGES, S.; WHITE, T., & SMITH, L. (2014, May). *Depression in adolescents with ASD* (Autism at-a-Glance Brief). Chapel Hill: The University of North

Referências

AMERICAN PSYCHIATRIC ASSOCIATION. *Diagnostic and statistical manual of mental disorders (DSM-5)*. 5th ed. Washington, DC: American Psychiatric Association, 2013.

ANDRADE, A.A.; OLIVEIRA, A.L. & TEIXEIRA, I. A. Treinamento de pais. In: Walter Camargos Jr et col.(orgs) *Intervenção precoce no autismo*. 1. ed. Belo Horizonte: Editora Artesã, 2017.

ASSUNÇÃO, F. e KUCZYNSKI,E. *Tratado de Psiquiatria da infância e adolescência*. São Paulo: Editora Atheneu, 2003.

AYRES, A. J. *Characteristics of types of sensory integrative dysfunction*. American Journal of Occupational Therapy, 25, 329-334, 1971.

AYRES, A.J. *Sensory integration and the child*. Los Angeles, CA: Western Psychological Services, 2013.

BAGAIOLO, L. & PACÍFICO, C.R. Orientação e treino de pais. In: Cintia Perez Duarte, Luciana Coltri e Silva & Renata de Lima Velloso (orgs). *Estratégias da Análise do Comportamento Aplicada para pessoas com Transtorno do Espectro do Autismo*. 1. ed. São Paulo: Memnon, 2018.

BAGAIOLO, L.; GUILHARDI, C.; ROMANO, C. Análise aplicada do comportamento – ABA. In: SCHWARTZMAN, J. S.; ARAÚJO, C. A. de. *Transtornos do Espectro do autismo – TEA*. São Paulo: Memnon, 2011. p. 278- 296.

BALLAN, M. S. Parental Perspectives of Communication about Sexuality in Families of Children with Autism Spectrum Disorders. *Journal of Autism Developmental Disorders*, v. 42, p. 676-684, 2012.

BARBARESI, W. J. The meaning of "regression" in children with autism spectrum disorder: why does it matter? J. Dev. Behav. Pediatr. 2016; 37(6):506–507.

BARON-COHEN, S., et. al.. Psychological markers of autism at 18 months of age in a large population. *British Journal of Psychiatry*, 168, 1996, 158-163.

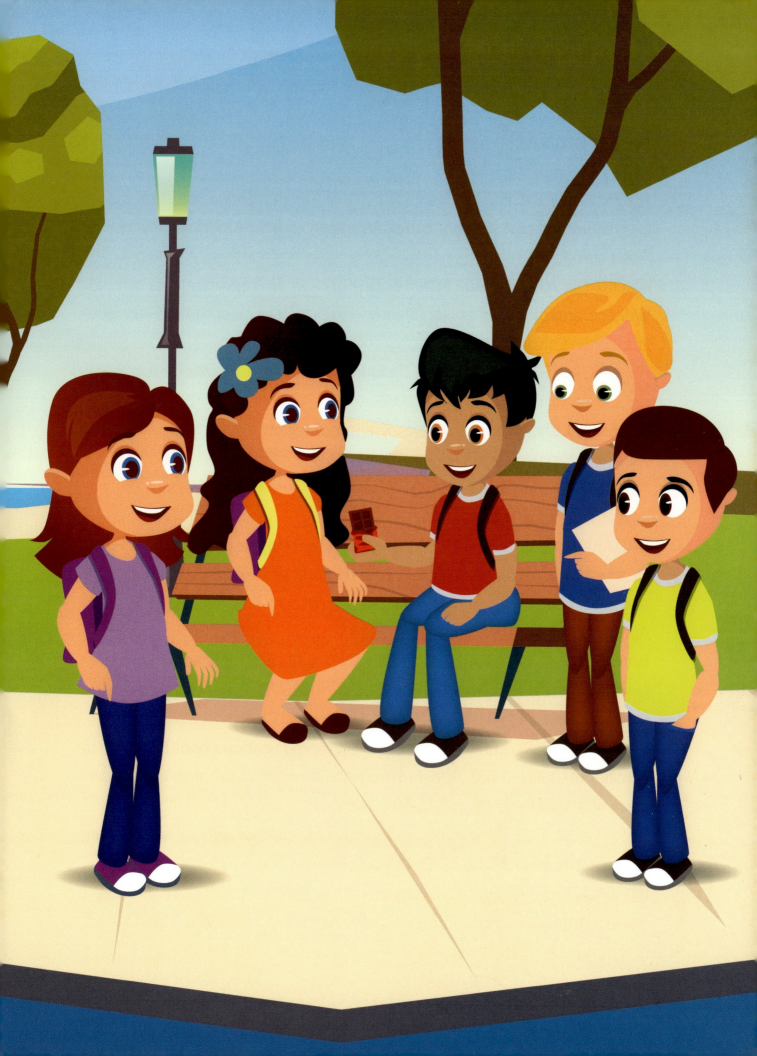

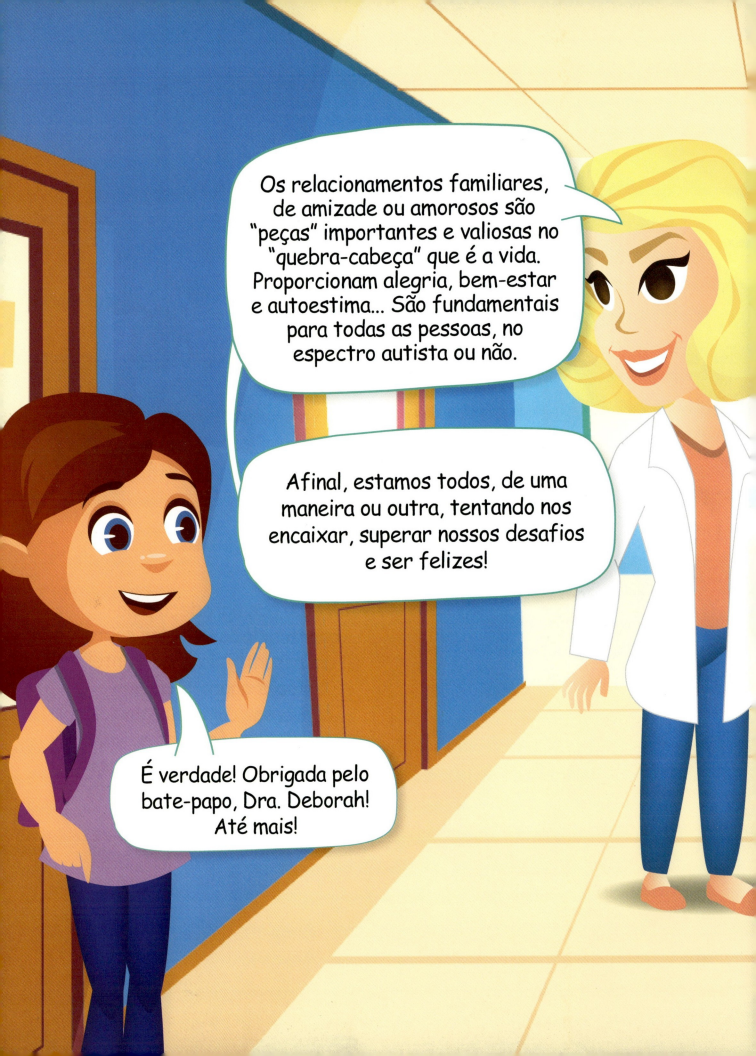

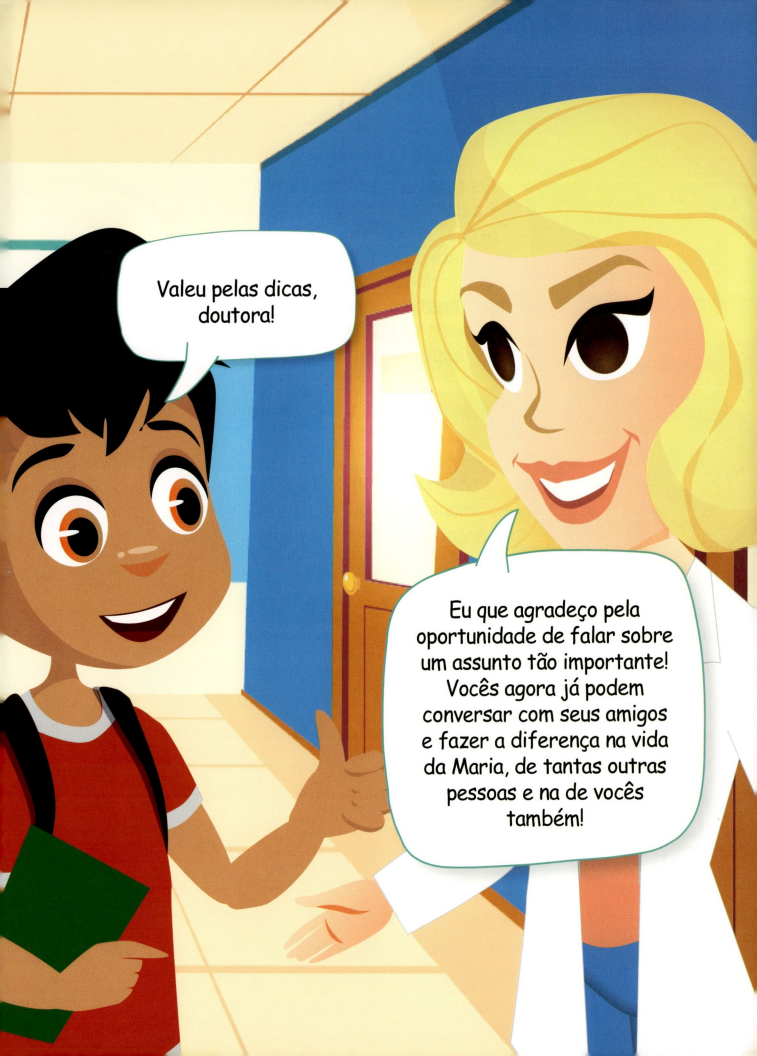

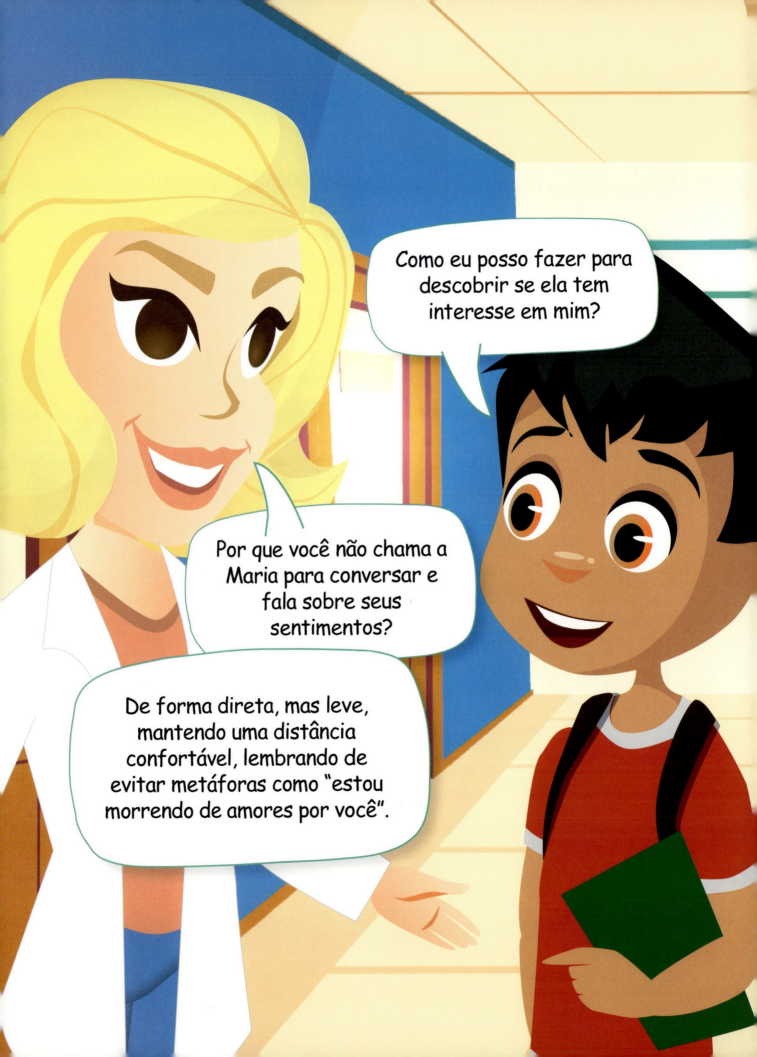

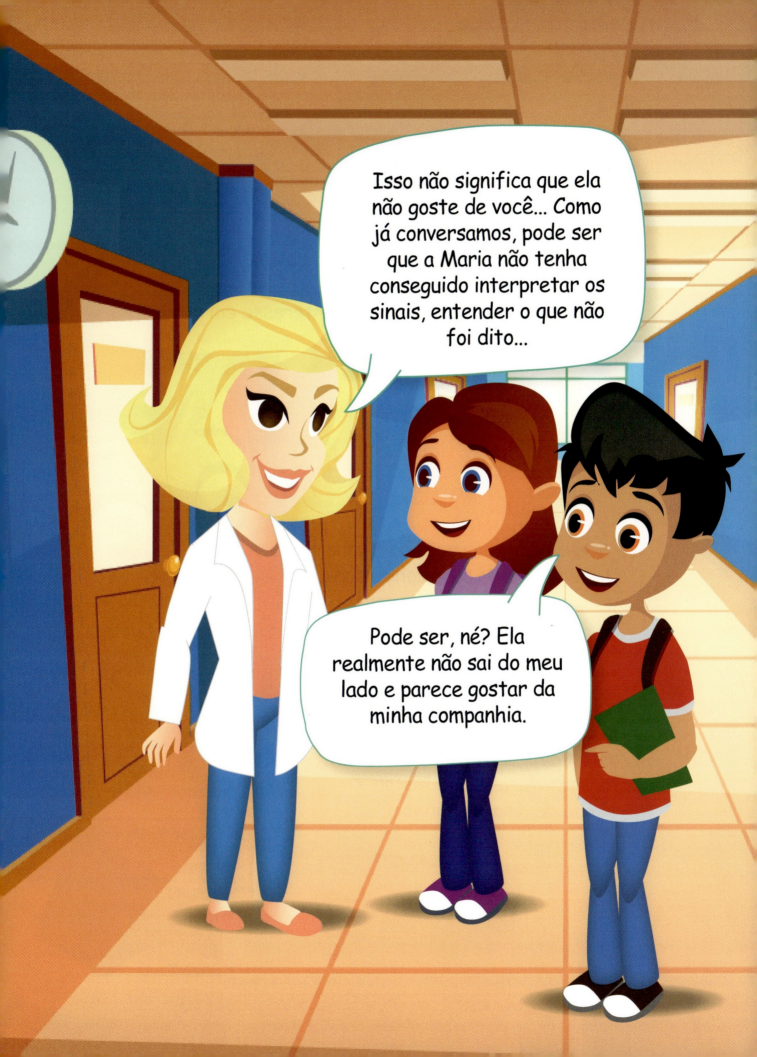

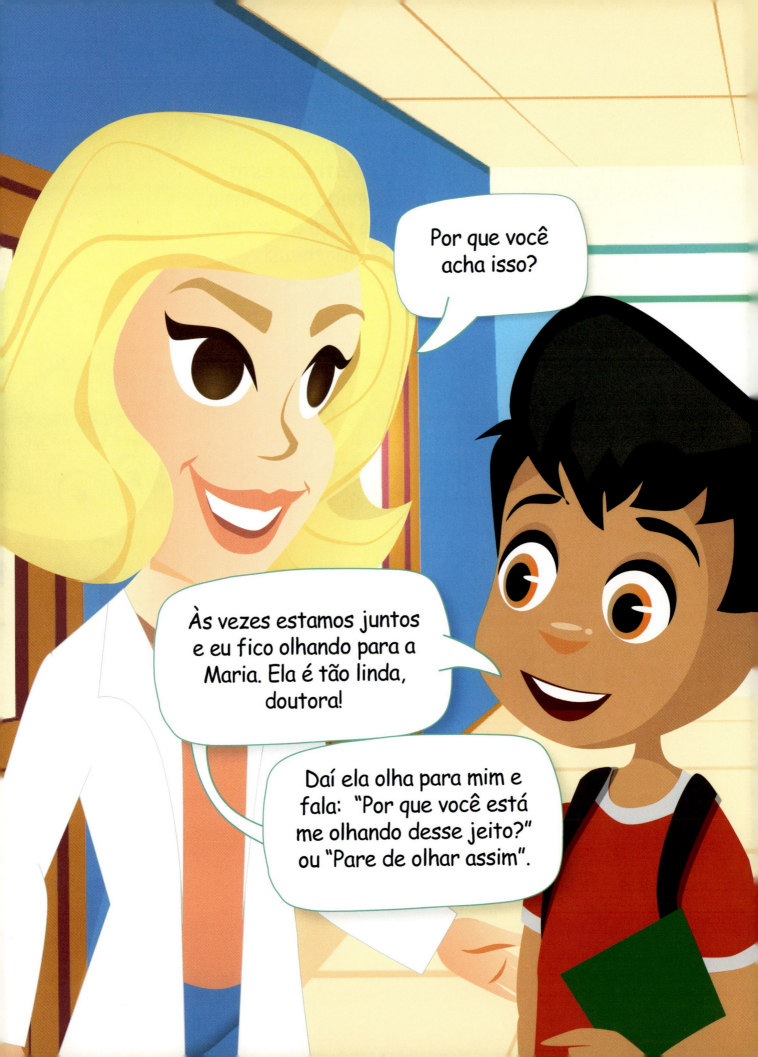

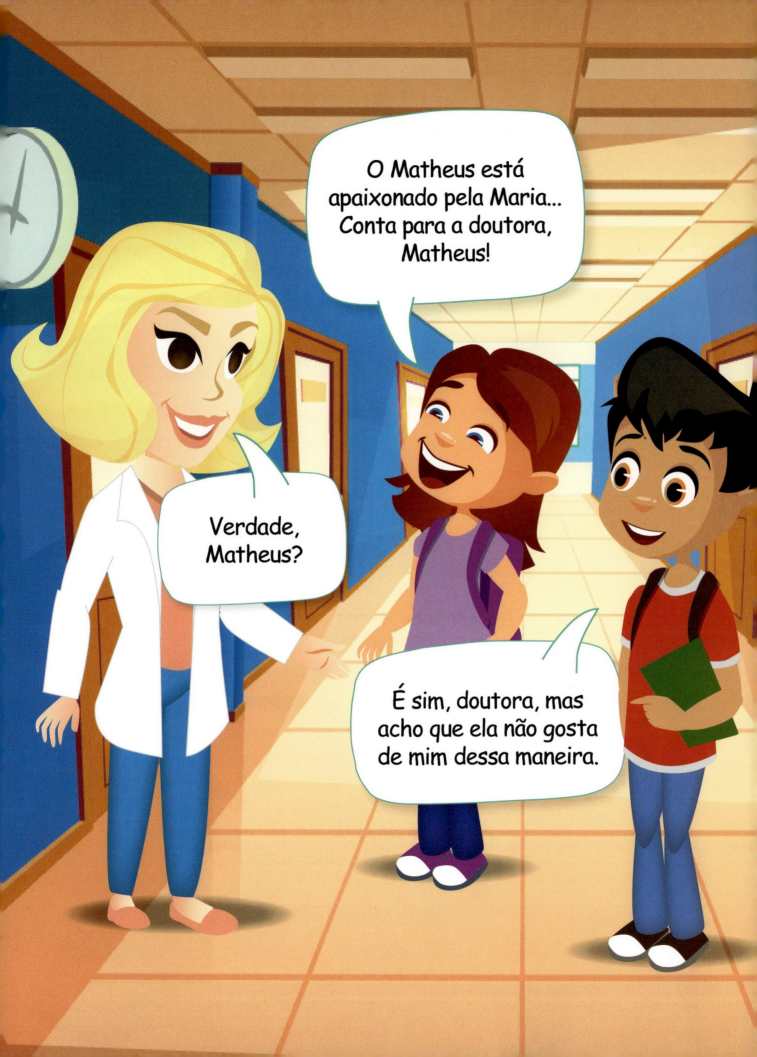

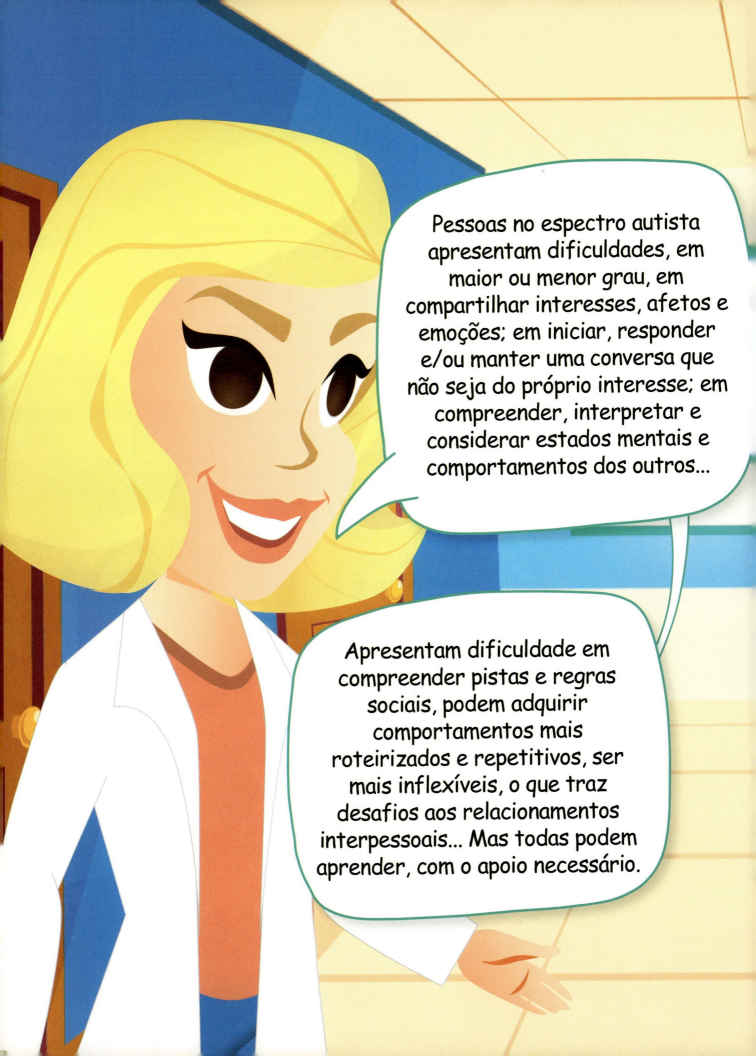

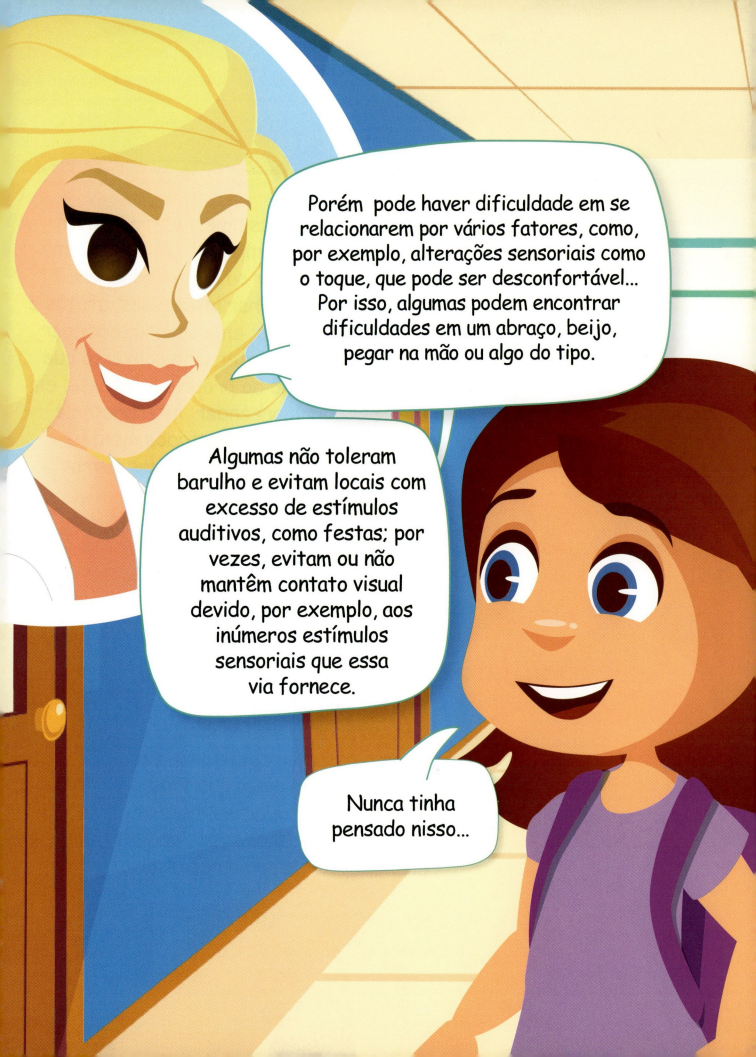

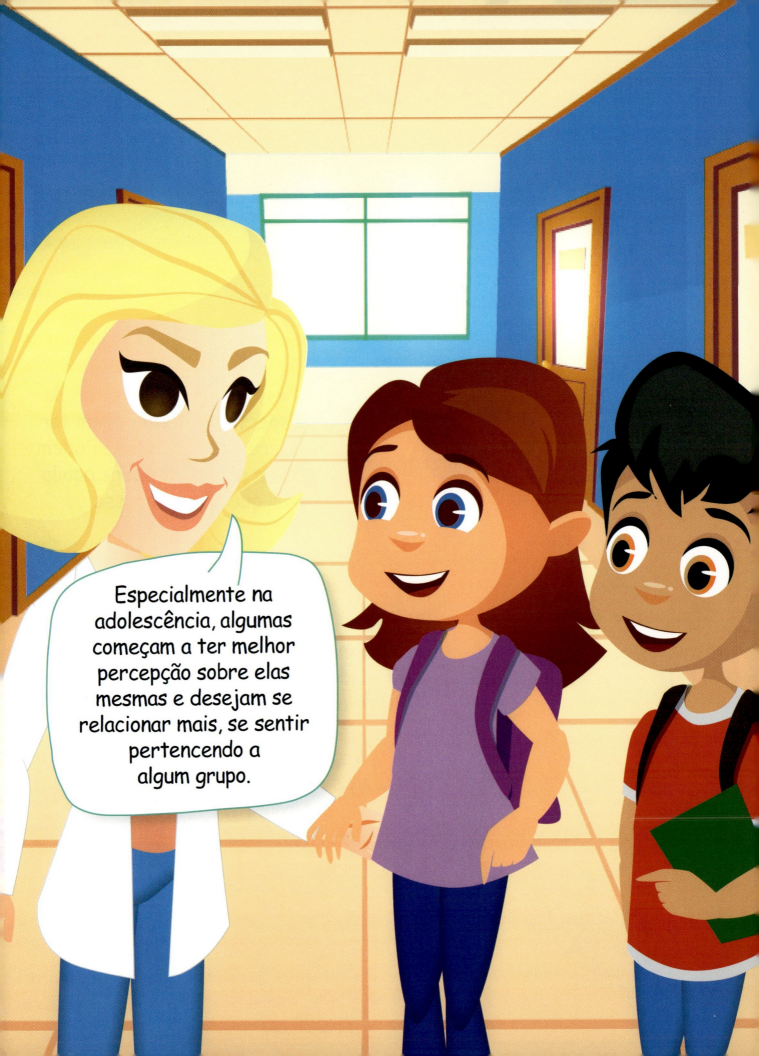

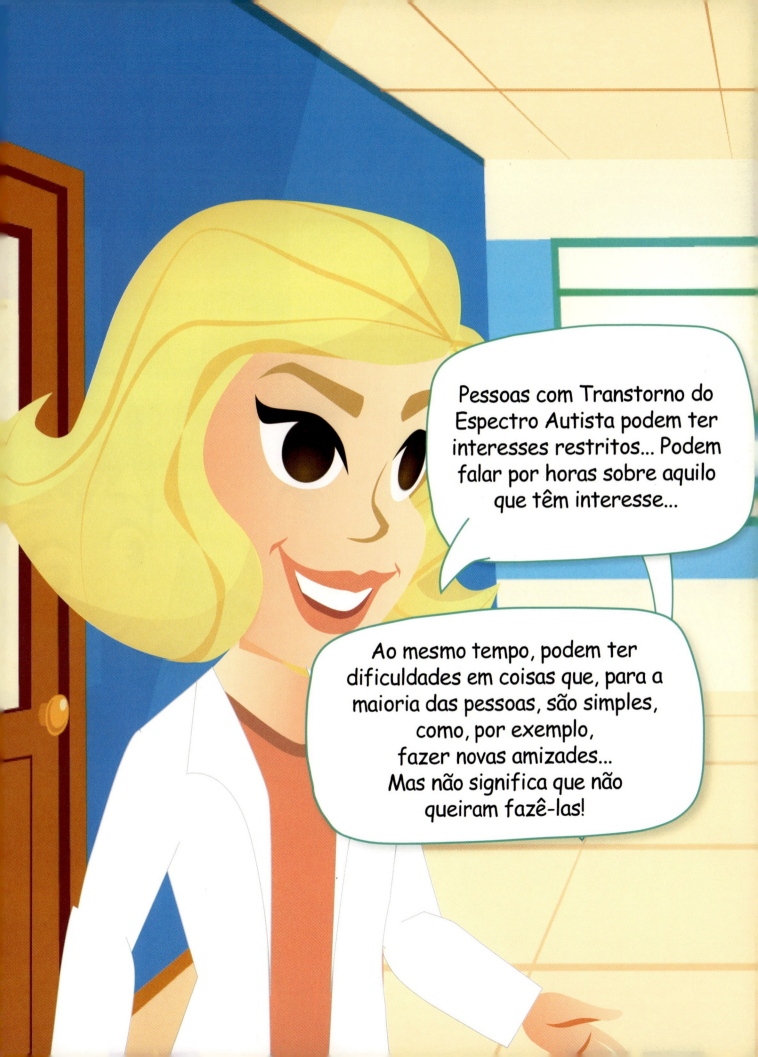

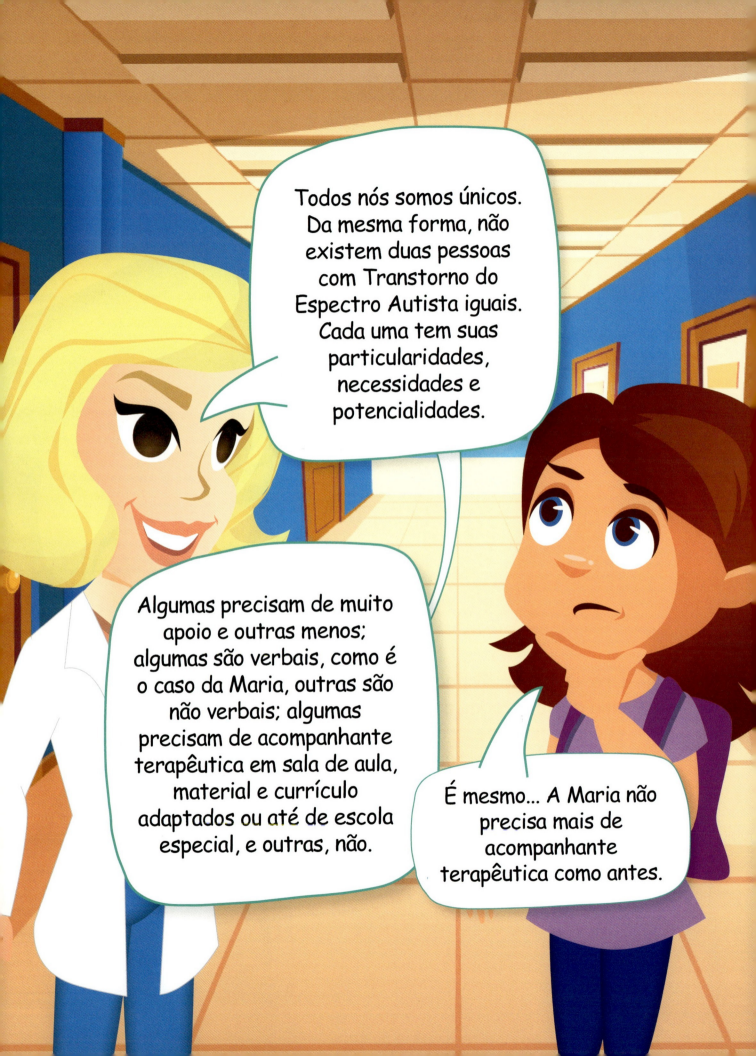

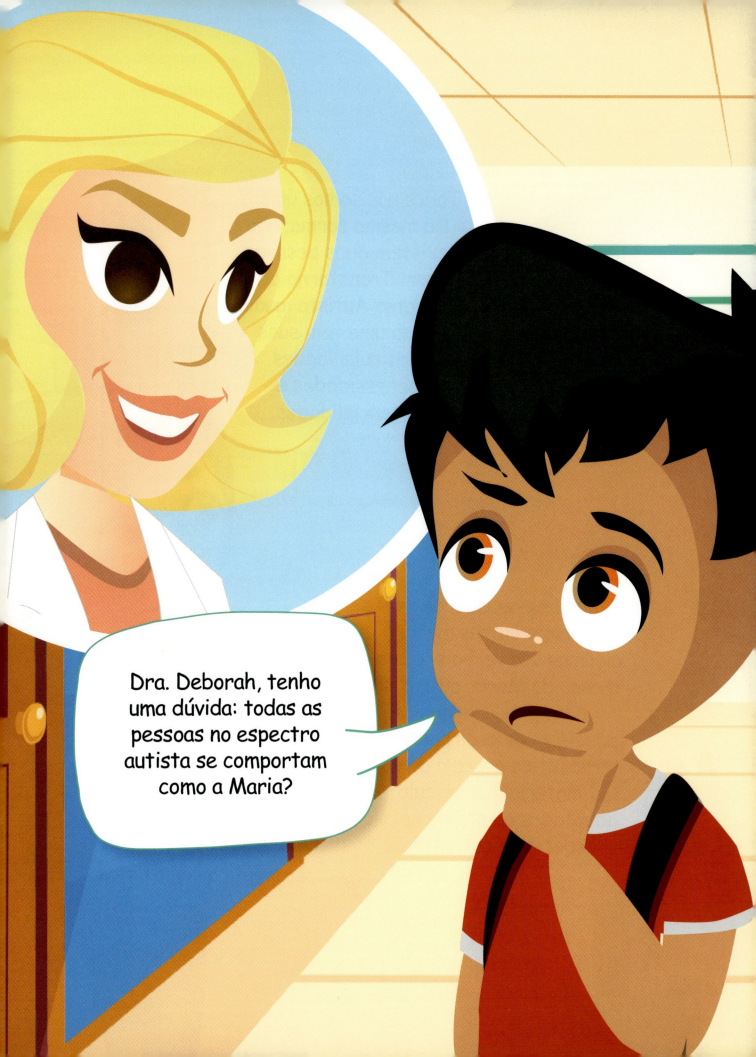

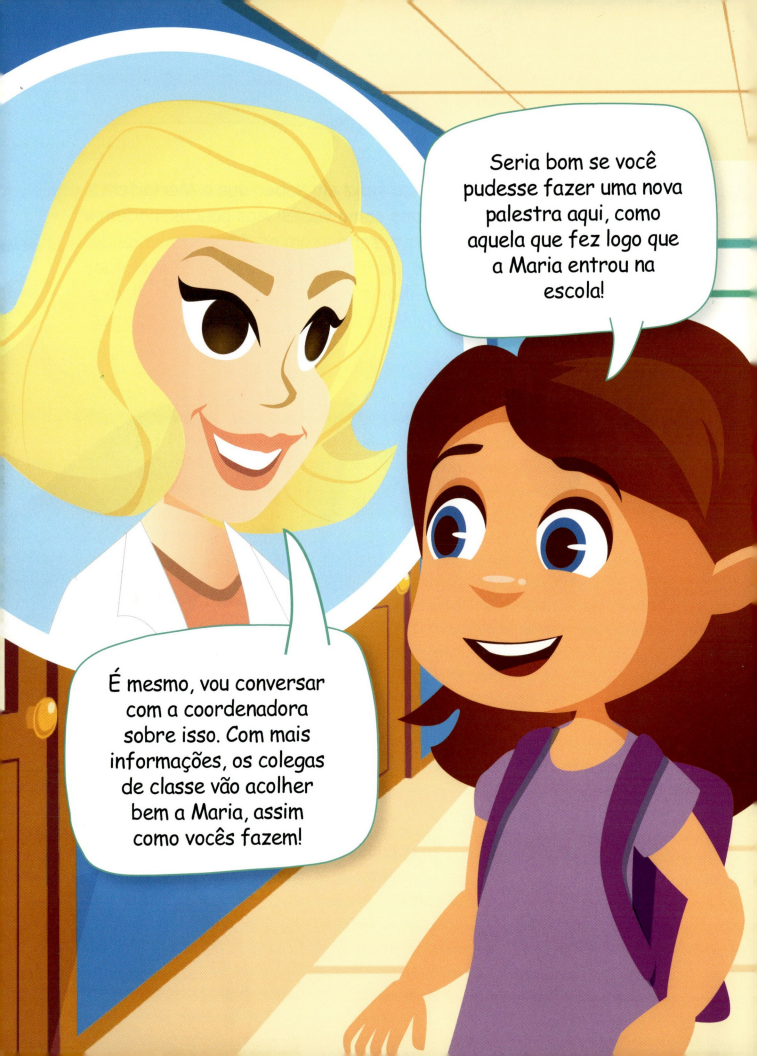

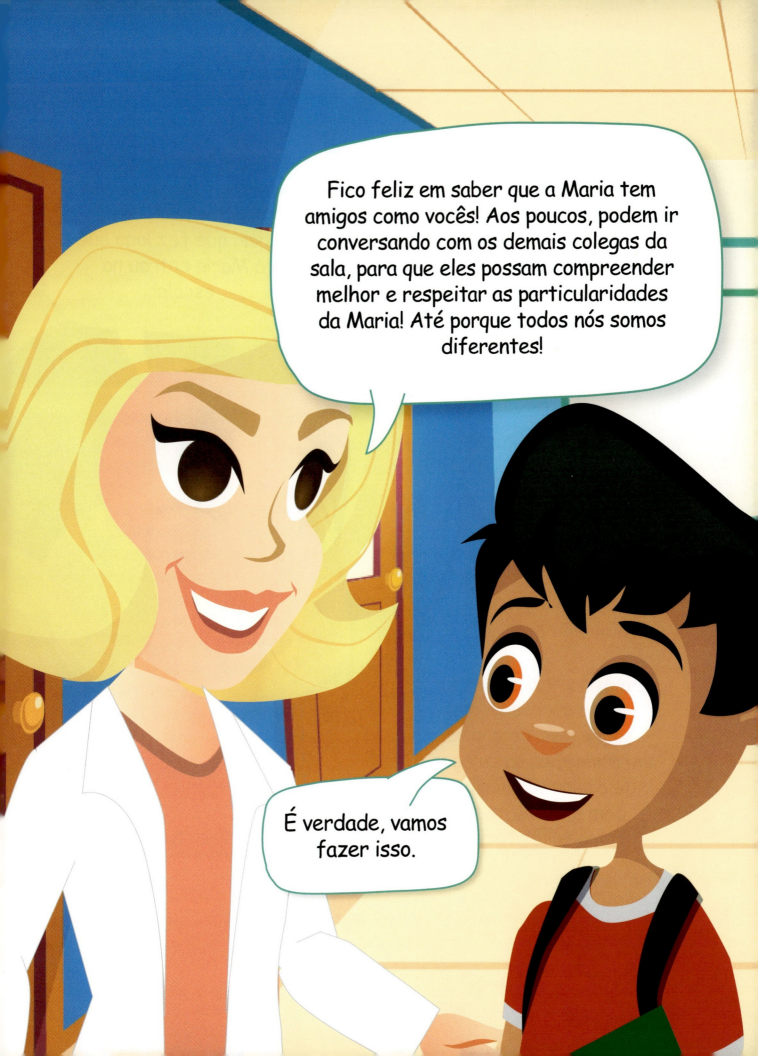

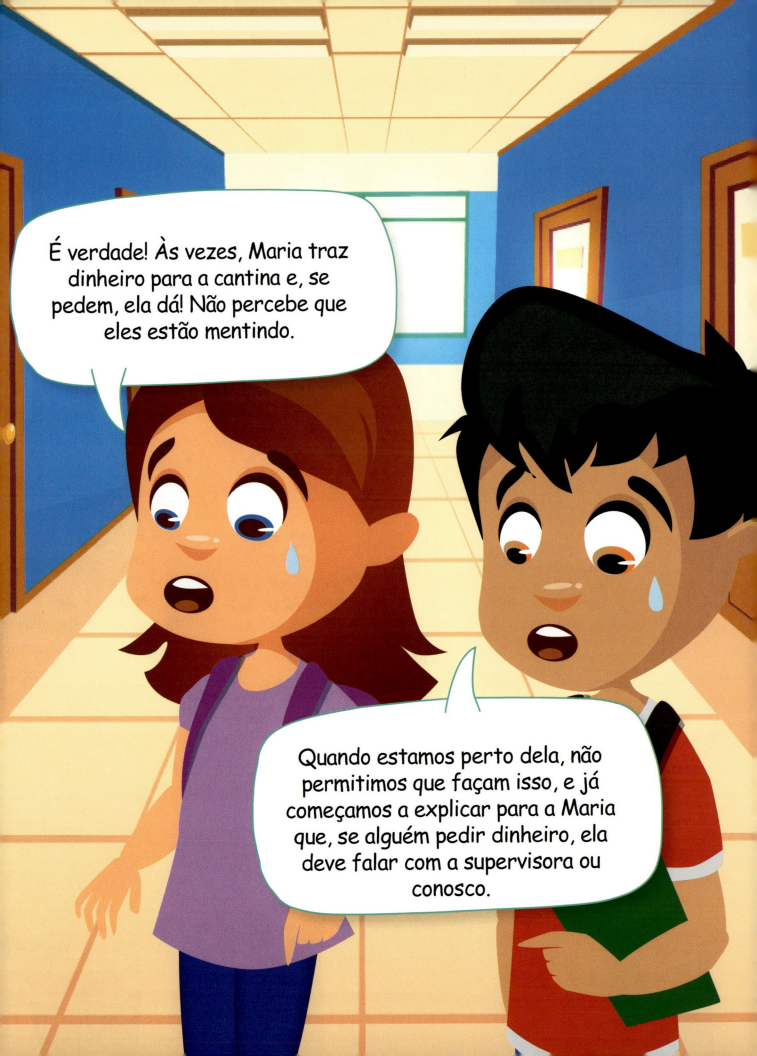

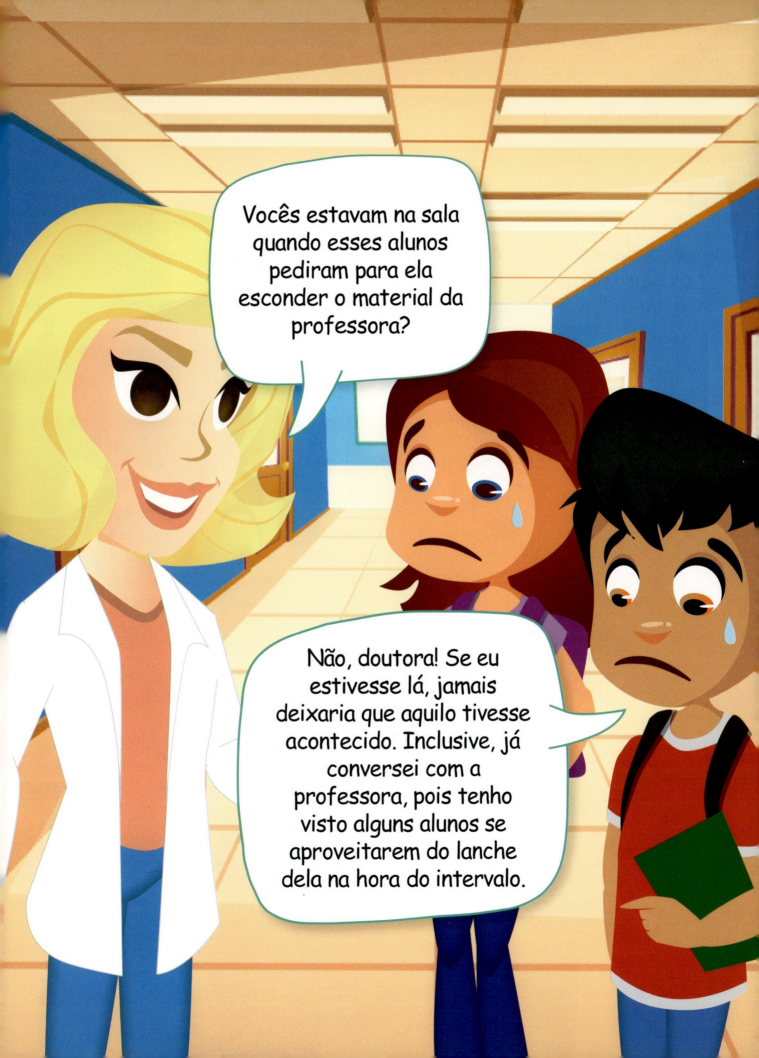

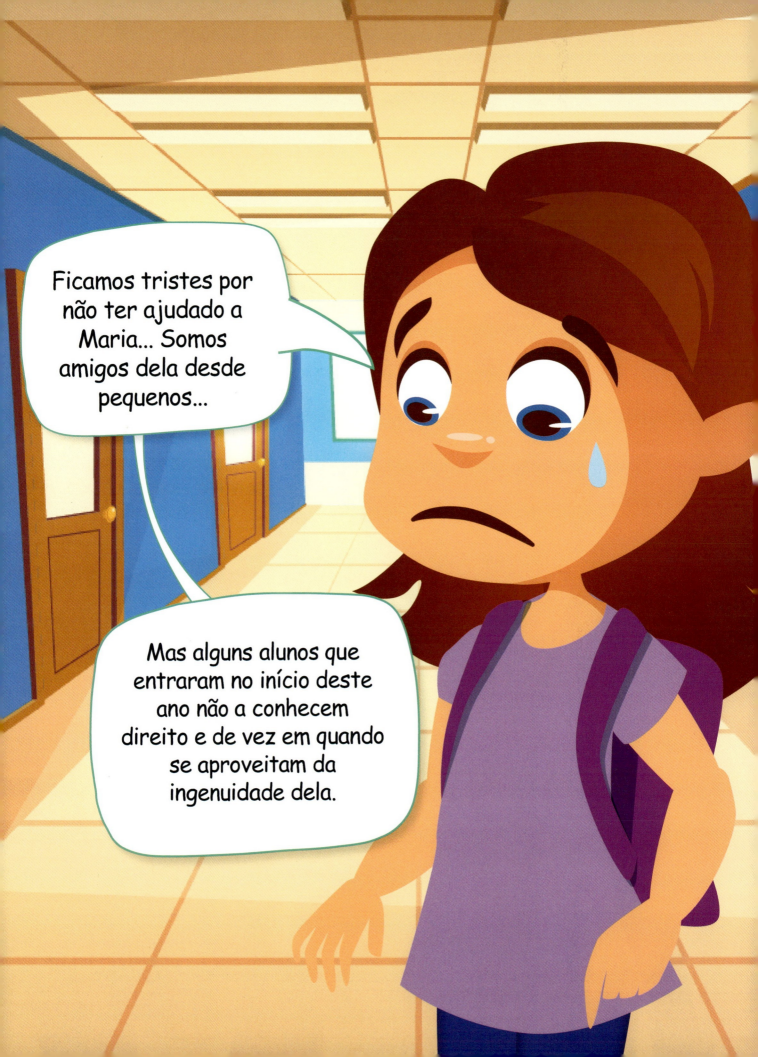

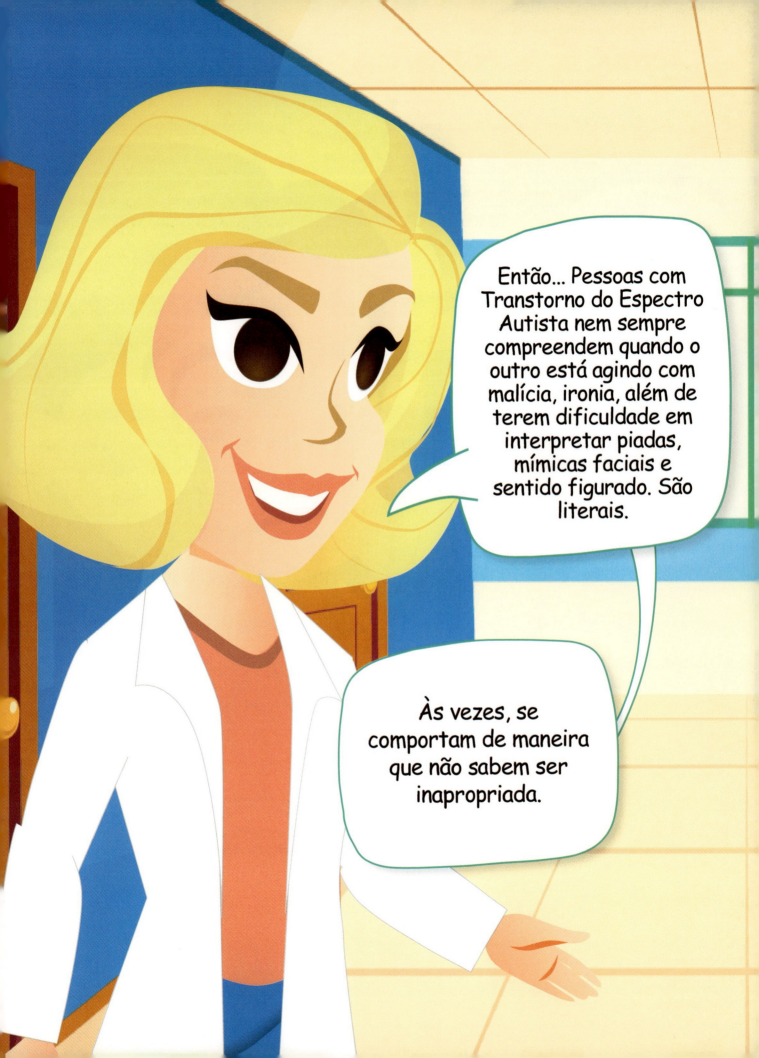

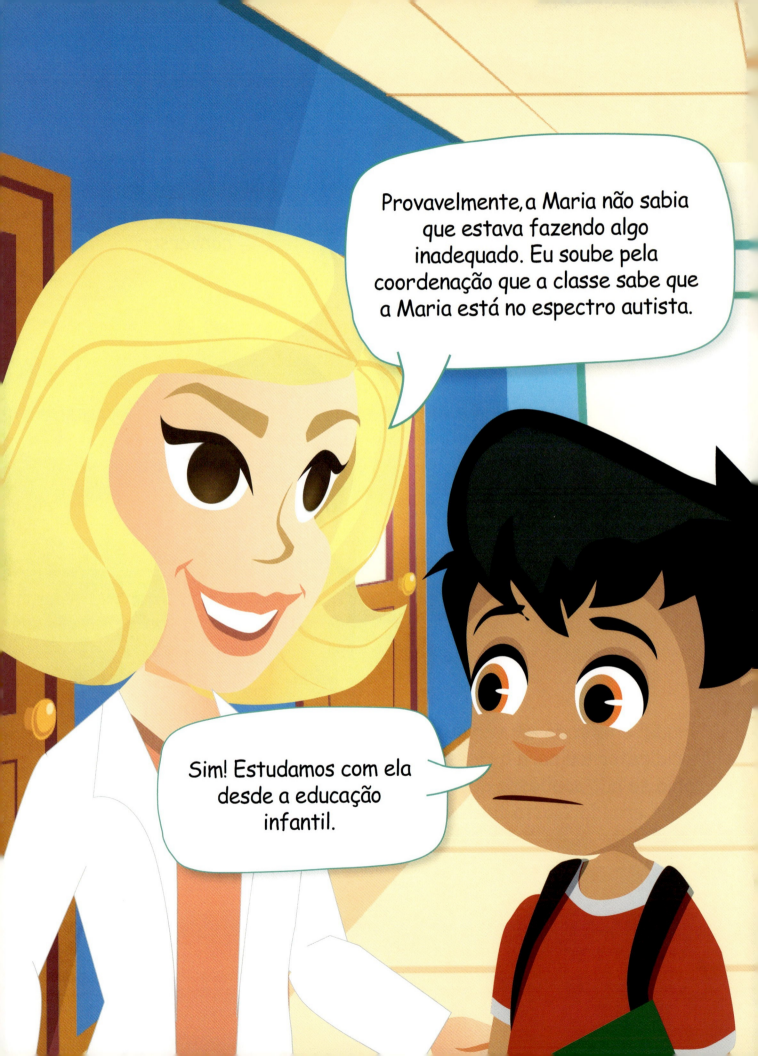

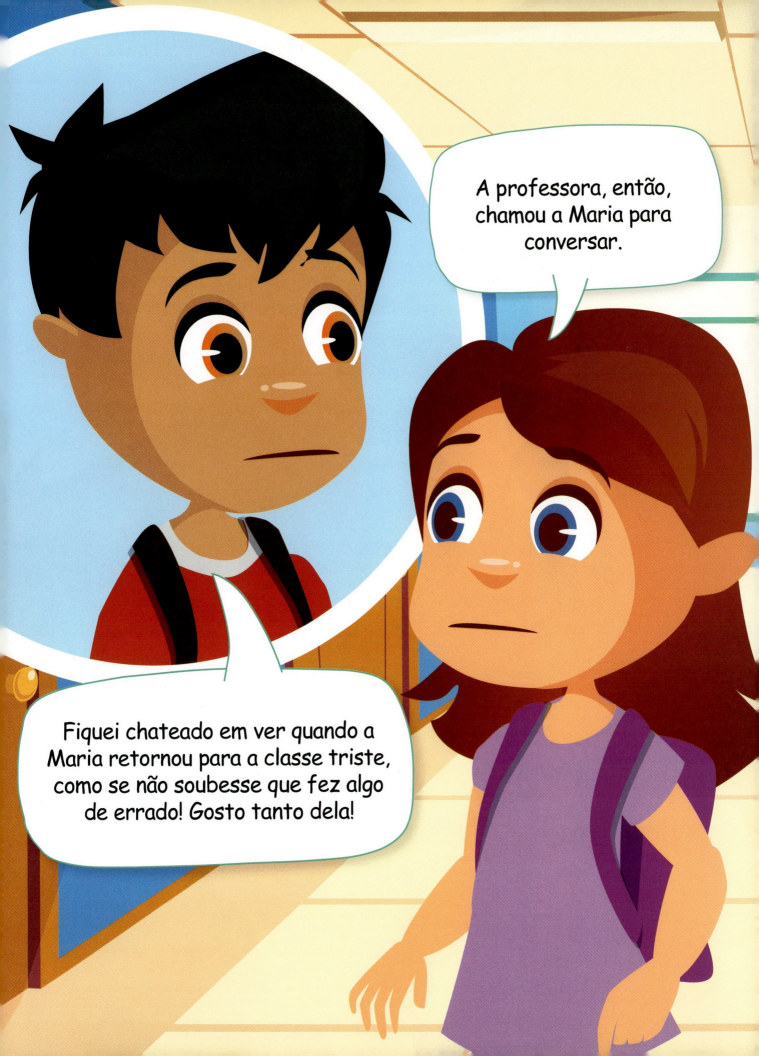

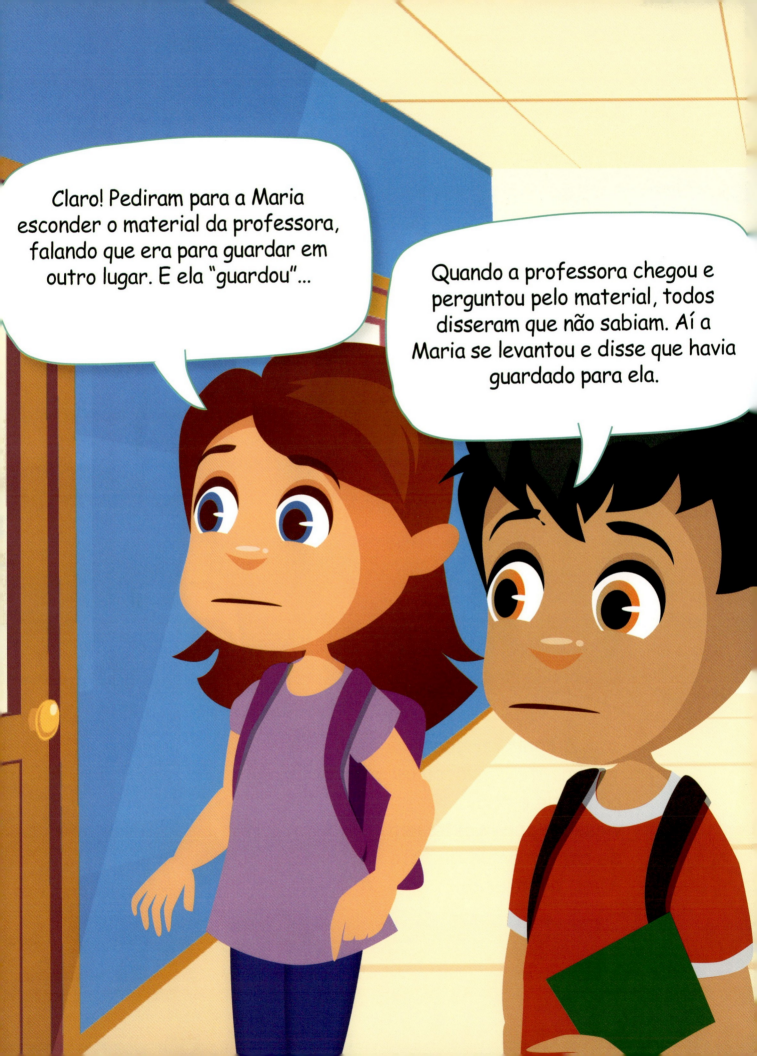

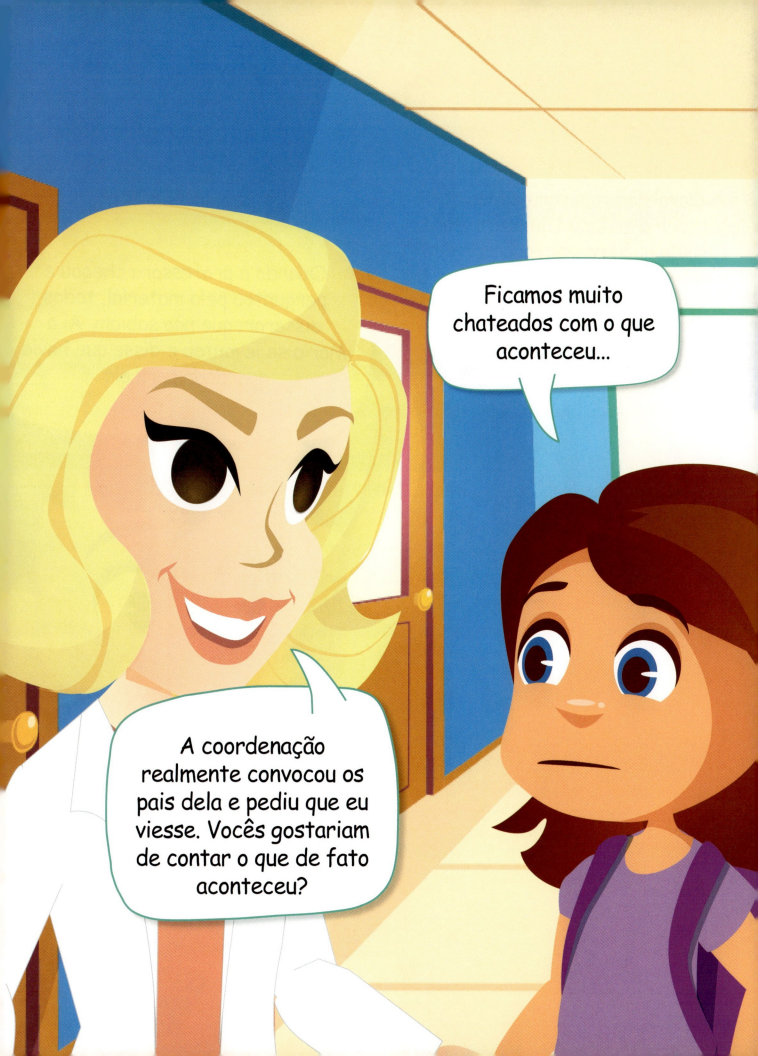

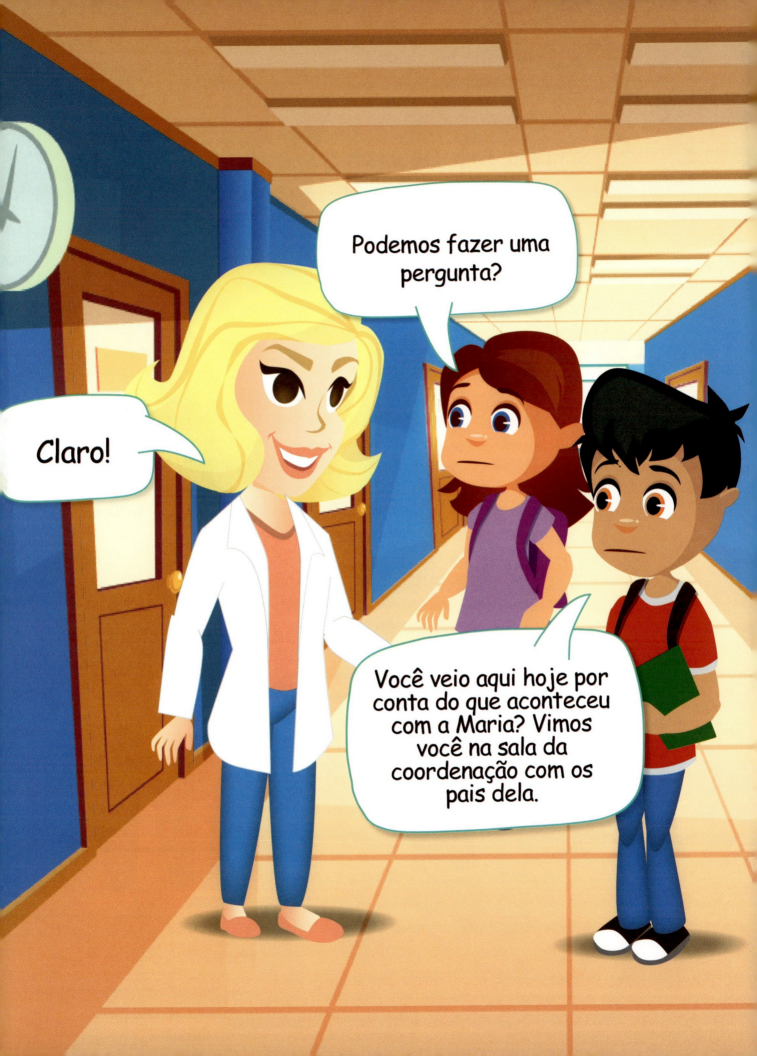

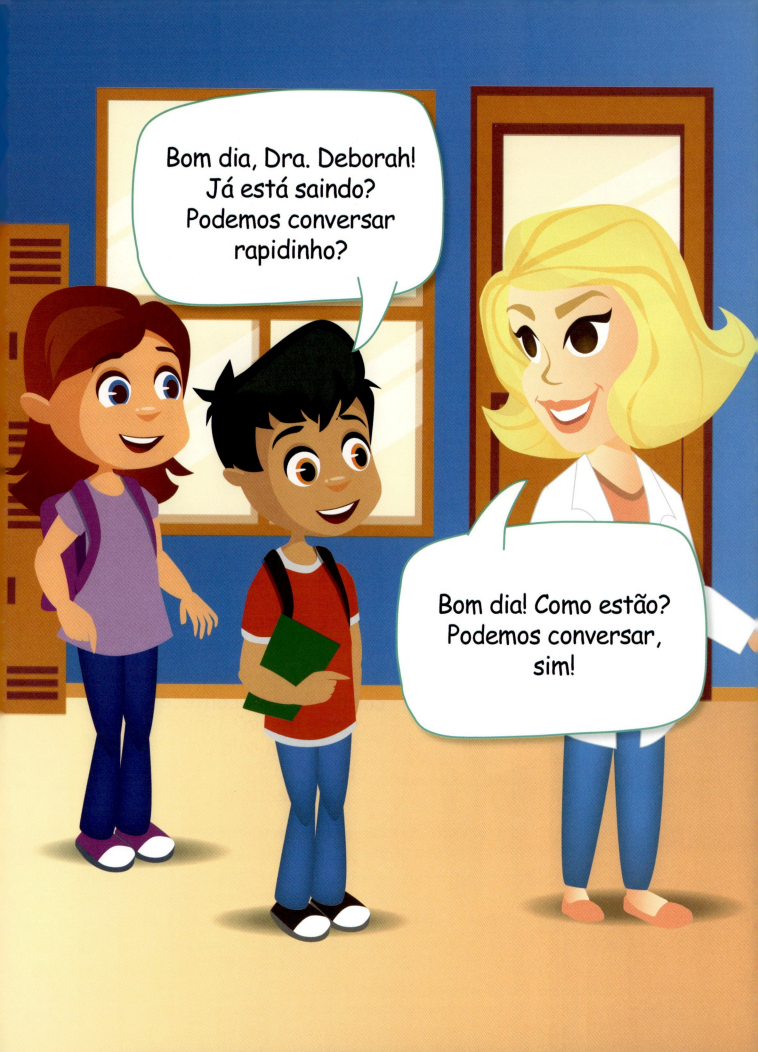

um grande espaço em suas vidas, o que reforça a importância de falarmos sobre o TEA para outros adolescentes.

Pensando em tudo isso, este livro segue com uma história que coloca em pauta possíveis características do Transtorno do Espectro Autista na adolescência, numa situação hipotética associada ao contexto escolar. O intuito é que ela possa ser compartilhada entre os adolescentes, especialmente os que não estão no espectro, favorecendo a compreensão e, consequentemente, maior inclusão e empatia.

bipolar e esquizofrenia, entre outros. Por isso, é essencial que exista um olhar atento para comorbidades, pois o não reconhecimento e a falta de tratamento desses transtornos costumam agravar aspectos comportamentais do espectro autista ou até mesmo causar a impressão de que esse adolescente não está respondendo satisfatoriamente aos tratamentos.

As intervenções na adolescência devem continuar sendo multiprofissionais, com ênfase nas terapias comportamentais e treino de habilidades sociais, sempre de acordo com as singularidades de cada adolescente. Atividades físicas, rotina e previsibilidade também são importantes, e é fundamental o apoio dos pais ou cuidadores, da família, da escola e, especialmente na adolescência, dos amigos. Dessa forma, podemos proporcionar maiores habilidades e competências para o enfrentamento de tudo que envolve a adolescência e preparar esses jovens para a vida adulta.

É essencial que as pessoas do convívio acreditem no potencial desses adolescentes, e que possam ser trabalhadas constantemente estratégias para que eles atinjam o máximo de ganhos e conquistem cada vez mais independência e qualidade de vida.

Esses adolescentes precisam ser ouvidos, devem ter seus sentimentos validados e devem participar, na medida do possível, de tudo o que diz respeito à vida deles, estando ao lado dos pais/cuidadores, por exemplo, em consultas e reuniões escolares, entre outras ocasiões.

Os pais, a família, certamente estarão sempre presentes para um diálogo, mas, nessa fase, diferentemente da infância, os amigos ocupam consultas, entre outros compromissos, caso haja concordância entre as partes. Relacionamento é decisão e, quando ambos estão dispostos a fazer dar certo, flui melhor.

Muitos acabam dando preferência a criar laços com outros adolescentes no espectro. Certamente, conviver com aqueles que compartilham de vivências semelhantes pode trazer algum conforto e até mesmo uma sensação de pertencimento, porém é desejável que eles se sintam e sejam incluídos efetivamente. Ter amigos ou relacionamentos amorosos com quem não está no espectro lhes mostrará realidades diferentes em diversos aspectos, mas, ao mesmo tempo, evidenciará que todas as pessoas têm seus próprios desafios e que absolutamente ninguém experimenta uma vida sem frustrações ou obstáculos nos relacionamentos, o que contribui para a compreensão de que não estão sozinhos em meio às suas incertezas e medos.

Quanto mais oportunidades de relacionamento saudável esses adolescentes tiverem, maiores serão suas possibilidades de desenvolvimento de habilidades emocionais, sociais, cognitivas e afetivas.

Acompanhamento do adolescente com TEA

A adolescência, para aqueles que estão no espectro autista, devido a inúmeras particularidades, é uma fase em que se aumentam os riscos para transtornos psiquiátricos, como transtornos de ansiedade, depressão, transtorno obsessivo compulsivo, transtorno fóbico-ansioso, transtorno com isso e consideram, por vezes, ser um grande "peso", usar uma "máscara", não poderem se relacionar ou se sentir amados por serem eles mesmos. Nesse sentido, ter amigos que os compreendam, os respeitem e amem exatamente como são influenciará positivamente em suas vidas.

Muitos adolescentes no espectro autista desejam se relacionar amorosamente e têm o direito de vivenciar esse tipo de relacionamento. É importante conversar sobre todos os aspectos que envolvem um relacionamento amoroso e sobre como lidar com possíveis frustrações, o que contribui para maior amadurecimento e autoestima.

Todos nós nos relacionamos com pessoas diferentes. Relacionar-se é compartilhar a própria vida com outra pessoa que tem hábitos diferentes do nosso. É preciso encontrar o equilíbrio, o que exige diferentes habilidades que devem ser construídas ao longo da vida. Se pensarmos no contexto do TEA, vamos entender quanta superação pode ser necessária. É fato que há também adolescentes no espectro com maiores comprometimentos, que podem sentir desejo, porém sem compreender exatamente o que estão sentindo ou como se comportar. É importante oferecer apoio e ajuda necessária com orientação adequada e especializada em todas as situações.

Relacionamentos amorosos – quando saudáveis e baseados no respeito – não são só possíveis para pessoas com TEA, como, também, enriquecedores.

É essencial que o(a) amigo(a) ou companheiro(a) seja cúmplice e busque compreender melhor o espectro autista, ir junto a terapias,

Compreender e acolher

Prejuízos na intenção e iniciativa comunicativa comprometem diálogos mais saudáveis. Muitas vezes, a conversa é mais para demanda própria do que para compartilhar algo do interesse ou se interessar pela fala do amigo, familiar ou do professor. Devido à dificuldade e ao desinteresse em compartilhar ideias e sentimentos, esses adolescentes podem ser interpretados como "distantes", rudes, o que também prejudica a socialização.

Podem demonstrar falta de interesse em ir a festas, atividades coletivas, o que, muitas vezes, causa estranhamento nos colegas. Alguns adolescentes com TEA, por sua vez, desejam ir a eventos, mas sentem medo, podendo inclusive apresentar sintomas fóbicos, como taquicardia, dor abdominal, sudorese.

Alterações no processamento sensorial, comumente presentes em pessoas com TEA, como aversão ao toque, hipersensibilidade a determinados odores ou ruídos, também podem trazer prejuízos para o convívio social e relacionamentos.

Dificuldades na reciprocidade socioemocional, na compreensão de pistas sociais simples ou complexas e em compreender e executar comportamentos apropriados são grandes desafios enfrentados pelos adolescentes com TEA.

Relacionamentos interpessoais podem ser árduos e, muitas vezes, desgastantes. Adolescentes com TEA podem aprender estratégias de habilidades sociais para relacionamentos de amizade ou amorosos, como compreender regras sociais, "jogos de sedução" e flertar, responder às interações, se comportar, porém, nem todos se sentem confortáveis

Capítulo 3

Na adolescência, há um maior desejo de se parecer e comportar como os pares.

Pode ficar evidente nos adolescentes com TEA, principalmente nos que estão no nível 1 e naqueles que estão no nível 2 (porém, são mais funcionais), uma grande necessidade de "se sentirem aceitos" pelos amigos, de pertencerem a um grupo social, com consequente medo da rejeição. Começam ainda a existir o desejo e a curiosidade de se relacionarem amorosamente nessa fase.

Prejuízos no contato visual podem ser interpretados por amigos, familiares e professores como desinteresse.

Adolescentes com TEA são mais literais, com dificuldades na compreensão de sentido figurado, piadas e metáforas, o que pode acarretar prejuízos nos relacionamentos interpessoais.

Interesses restritos e hiperfoco em determinada área do conhecimento podem afastá-los ou diminuir oportunidades de convívio social. Porém, se conhecermos as particularidades de cada adolescente, podemos utilizar desses interesses restritos para inseri-lo em contextos sociais e, inclusive, ajudar nos relacionamentos e na autoestima.

Capítulo 3

Os relacionamentos e o desejo de pertencerem a um grupo

Compreender e acolher

Características inerentes ao espectro autista, associadas à impulsividade da fase, à super-racionalidade e à necessidade de recompensa, podem deixá-los ainda mais vulneráveis não só a riscos, mas também a situações de *bullying*.

Pais, familiares, a escola, os profissionais que os acompanham precisam estar muito atentos ao risco de *bullying* e a outras situações de vulnerabilidade. Muitas vezes, o adolescente tem medo de contar sobre alguma situação desconfortável, por desejar fazer parte do grupo.

Capítulo 2

Conquistar independência e autonomia é um dos principais objetivos no acompanhamento dos adolescentes no espectro autista, principalmente para aqueles que se encontram no nível 3 ou severo.

Como um adolescente com TEA irá se comportar e lidar com seus desafios, especialmente os relacionados a habilidades sociais, depende de algumas variáveis como: ter recebido ou não diagnóstico e intervenções precoces e especializadas; capacidade de comunicação; presença de deficiência intelectual e comorbidades (outras condições) associadas.

Estratégias no sentido de preparar o jovem para o mercado de trabalho devem ser iniciadas já nessa fase, especialmente entre os adolescentes mais funcionais, levando em conta que hoje, infelizmente, mais da metade dos adultos com TEA estão fora do mercado de trabalho, configurando um cenário que precisa ser mudado. Afinal, ter uma vida profissional adequada às próprias capacidades e aos objetivos é importante para a realização de qualquer pessoa (estando ela no espectro ou não). Muito além de permitir manutenção financeira, estar inserido no mercado de trabalho possibilita fortalecimento da autoestima e do senso de responsabilidade, prevê a superação constante de desafios e novos aprendizados, oferece maior sensação de pertencimento, socialização e qualidade de vida.

Vulnerabilidade

Os adolescentes no espectro autista costumam ser mais imaturos e até mesmo ingênuos. Dessa forma, precisamos estar atentos para que não sofram abusos por parte de colegas e outras pessoas.

ambiente que os cercam, dessa forma, costuma haver um desejo maior de se vincularem e pertencerem a algum grupo social.

Os adolescentes com TEA nível 2 costumam necessitar de adaptações constantes na escola (com material e currículo adaptados), apresentam uma limitação maior em compreender o outro, regras e códigos sociais; mais dificuldades em relação aos relacionamentos com familiares, amigos e/ou amorosos; comportamentos mais inflexíveis e roteirizados. Necessitam, assim, de melhor mediação, muita intervenção e apoio.

De uma forma geral, adolescentes com TEA nível 1 ou 2 podem apresentar dificuldades de aprendizagem em algum conteúdo, ao mesmo tempo em que podem se destacar em outro.

Para os adolescentes com Transtorno do Espectro Autista nível 3 (severo), os comprometimentos são ainda maiores e nas mais diversas áreas. Suas dificuldades com relação à linguagem receptiva e expressiva são mais importantes, sendo a grande maioria não verbal. Geralmente apresentam deficiência intelectual, o que torna ainda mais difícil discriminar situações. Essas características acentuam as dificuldades em compreender suas mudanças físicas, hormonais, comportamentais, de afeto e emoções. A tendência à agressividade e impulsividade – próprias dessa fase – acaba por se apresentar de maneira mais evidente, e comportamentos disruptivos e/ou autolesivos podem ser mais observados no nível 3, assim como as estereotipias e os comportamentos estereotipados e roteirizados, que podem se agravar em intensidade e frequência. Há maior dependência para atividades de vida diária, como alimentar-se, tomar banho, escovar os dentes, se vestir e despir, entre outras.

Capítulo 2

as mudanças que virão e entender o que é ou não permitido em público ou privado. Deve receber orientações sobre suas mudanças físicas, hormonais e códigos de comportamento sexual, como ereção, libido, sexo, masturbação, menstruação, prevenção de gravidez indesejada, abuso sexual e doenças sexualmente transmissíveis, entre outras questões associadas. A menarca pode ser assustadora para algumas adolescentes, assim como seus próximos ciclos menstruais, dessa forma, antes mesmo de acontecer, precisa ser bem explicada, de maneira que as meninas possam realmente entender, e devem ser fornecidas as orientações de cuidado necessárias. Pessoas no espectro autista podem compreender e aprender melhor por meio de pistas visuais, dessa forma, usar essa estratégia pode ser útil.

A higiene pessoal e os cuidados íntimos devem ser enfatizados nessa fase e são importantes para o desenvolvimento da autoimagem, autoestima, da capacidade de adequação social e do sentimento de posse do corpo.

O adolescente com TEA e os níveis de gravidade

Considerando os níveis de gravidade do espectro autista, é possível ter uma base dos principais desafios que poderão surgir e merecem atenção na adolescência.

Adolescentes com Transtorno do Espectro Autista nível 1 geralmente conseguem acompanhar o conteúdo pedagógico com pouca ou nenhuma adaptação, entrar na faculdade, se relacionar, contando com o apoio necessário. Apresentam uma compreensão melhor de si mesmos, das pessoas e do

Compreender e acolher

Na adolescência, para os jovens, com Transtorno do Espectro Autista ou não, há um embotamento do sistema de recompensa (mediado pelo neurotransmissor dopamina), o que explica alguns comportamentos, como apatia e sensação de tédio, vivenciados por eles. A necessidade de sentir prazer, por ter recompensas imediatas, experiências moduladas por emoções e a busca por novidades podem fazer com que se exponham a maiores desafios, prazeres consumíveis e potencialmente viciantes e situações de perigo.

Uma outra característica dessa fase é a super-racionalidade, que é a capacidade de pensar apenas em termos mais concretos, sem analisar todo o contexto. Com esse tipo de pensamento, o adolescente pode ser levado a considerar apenas os benefícios de suas ações e não os riscos e consequências.

Se pensarmos no contexto do TEA na adolescência, podemos entender que os comportamentos consequentes à super-racionalidade podem ser potencializados, uma vez que no espectro há maior rigidez cognitiva; dificuldades em abstrair, flexibilizar e interpretar seus próprios pensamentos, comportamentos e emoções, assim como os dos outros; dificuldades em compreender as consequências dos seus atos e em interpretar os sinais que os ambientes fornecem.

Há também mudanças hormonais e, dentre essas alterações, o aumento dos níveis do hormônio testosterona, principalmente nos meninos, que pode intensificar a impulsividade e agressividade.

O adolescente se depara também com mudanças em seu corpo e com novas sensações de prazer, por isso, antes mesmo dessa fase, deve ter acesso a estratégias de orientação sexual com diversos objetivos, como conhecer melhor o próprio corpo, ter previsibilidade sobre

Capítulo 2

A adolescência é um período de grandes mudanças físicas, emocionais, neuroquímicas, maturacionais, hormonais e, consequentemente, uma fase de grandes desafios, mas também de ricas oportunidades para adolescentes, que estão no espectro autista ou não, prosperarem e desenvolverem inúmeras habilidades que serão importantes para a vida adulta.

A forma como nos relacionamos socialmente, pensamos criticamente, planejamos tarefas, tomamos decisões, resolvemos problemas e monitoramos nossas ações e emoções vai mudando e amadurecendo ao longo da vida e, em especial, na adolescência. A maneira como vivenciamos a adolescência, obtemos novos aprendizados e fortalecemos vínculos, impacta diretamente no restante de nossas vidas.

Época de transformações

A adolescência é uma fase delicada e importante quando pensamos especialmente nas particularidades do cérebro no Transtorno do Espectro Autista que, diante de uma significativa reestruturação, pode sofrer uma desorganização, impactando em comportamentos mais inapropriados ou maior introspecção, maiores dificuldades em relação à compreensão, socialização, flexibilidade e especialização de aprendizados.

O amadurecimento cerebral se dá com aproximadamente 24-25 anos, e esse amadurecimento naturalmente tardio poderia explicar a razão pela qual adolescentes tomariam decisões menos racionais e mais emocionais.

Capítulo 2

Adolescência e o Transtorno do Espectro Autista

Compreender e acolher

quanto isso é podermos falar sobre essa condição para adolescentes com desenvolvimento típico, com a certeza de que estaremos, dessa forma, investindo na formação de jovens que poderão ser e fazer a diferença que tanto esperamos em uma sociedade inclusiva e solidária.

Crianças com TEA crescem, tornam-se adolescentes e adultos, podendo ter suas vidas positivamente transformadas. Sabemos que o diagnóstico e intervenções precoces são fatores preditivos para uma evolução mais favorável. Porém, temos também adolescentes recebendo seu diagnóstico somente nessa fase e é importante que todos acreditem no potencial de cada um e saibam que, mesmo com diagnósticos mais tardios, esses adolescentes podem aprender e conquistar uma melhor qualidade de vida.

Este livro pretende, assim, abordar sobre a adolescência e suas particularidades no espectro autista. Espera ser também um material para todos que tenham interesse em fortalecer a inclusão social a partir do entendimento do que é o Transtorno do Espectro Autista e do importante papel que vínculos saudáveis de uma forma geral exercem quando pensamos em uma sociedade mais empática e acolhedora.

Traz, em um segundo momento, uma história social, com linguagem clara, leve e acessível, para ser transmitida especialmente para adolescentes que não estão no espectro. Nesta história social, abordamos o ambiente escolar, um contexto comum a todos os adolescentes, que se torna um local de grandes oportunidades de aprendizados, não só pedagógico, mas de habilidades sociais, identidade, empatia, resiliência e respeito.

Capítulo 1

Introdução

O Transtorno do Espectro Autista (TEA) está constantemente em pauta na comunidade do autismo, o que é essencial no sentido de disponibilizar informações, possibilitar o empoderamento dos pais, cuidadores e da pessoa com TEA, além de promover uma rede importante de apoio. Todos aqueles que vivem o autismo se compreendem, se solidarizam, mas quem ainda não vive essa realidade pode ter uma visão minimalista, simplista e equivocada sobre o espectro e suas particularidades.

Oportunizar conhecimento e conscientização a respeito do TEA para aqueles que não estão no espectro é, portanto, uma necessidade, além de ser uma medida transformadora.

Nós, adultos, na função de pais, familiares, educadores, profissionais da saúde, podemos aprender mais sobre o TEA para, então, comunicar com maior domínio sobre essa condição. Muitos pais ficam apreensivos sobre falar ou não para seu filho que ele está no espectro autista. Conhecer a si mesmo, seus talentos, dificuldades e possibilidades é o melhor caminho. Entender o porquê de alguns comportamentos e desafios vivenciados costuma auxiliar no enfrentamento. Saber que – apesar das dificuldades – ele tem um universo a explorar e que, para isso, tem apoio, pode ser libertador e encorajador.

É certa a importância de adquirir conhecimento qualificado para poder dar o suporte necessário aos adolescentes no espectro. Tão importante

Capítulo 1

Aos pais, cuidadores, educadores, profissionais da saúde e afins: uma breve contextualização

Capítulo 1
Aos pais, cuidadores, educadores, profissionais da saúde e afins: uma breve contextualização
5

Capítulo 2
Adolescência e o Transtorno do Espectro Autista
9

Capítulo 3
Os relacionamentos e o desejo de pertencerem a um grupo
17

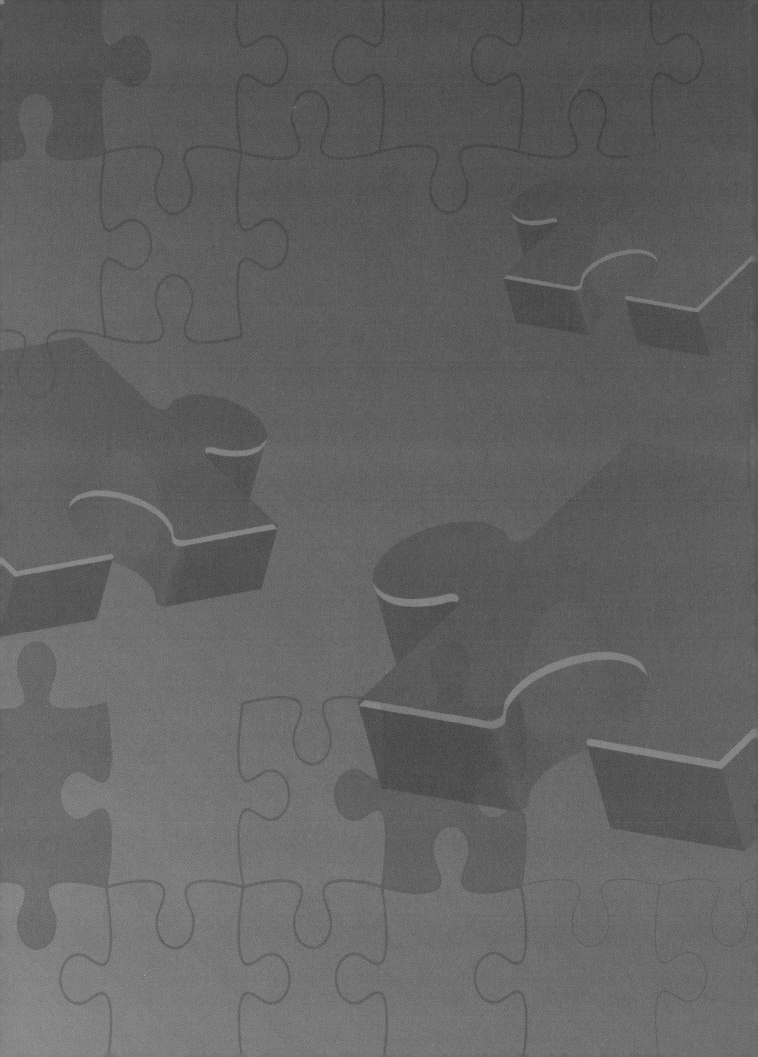

Compreender e acolher

Transtorno do Espectro Autista na Adolescência